"손은 제2의 뇌입니다. 컬러링을 통해 행복한 뇌로 바꾸는 기적을 경험해 보세요."

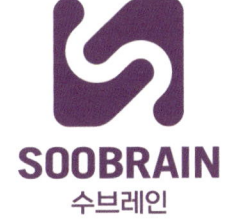

SOOBRAIN
수브레인

기획자의 말

딸이 만든 아빠를 위한 컬러링북

엄마의 행복한 취미생활을 바라는 마음으로 시니어 눈높이에 맞는
〈딸이 찾아주는 엄마의 그림책〉을 6권 만들었습니다.
적적하게 지내시는 아빠를 위한 컬러링북, 〈딸이 찾아주는 아빠의 그림책〉도
만들어 달라는 요청에 이제야 답을 하게 되었습니다.
이름은 엄마의 그림책, 아빠의 그림책이지만 남녀 구분 없이 부모님이
함께 하셔도 좋습니다.
어릴 적 함께 어울려 놀던 동네 친구들을 생각하며 색칠하고 글쓰는
추억여행을 떠나 보실까요?

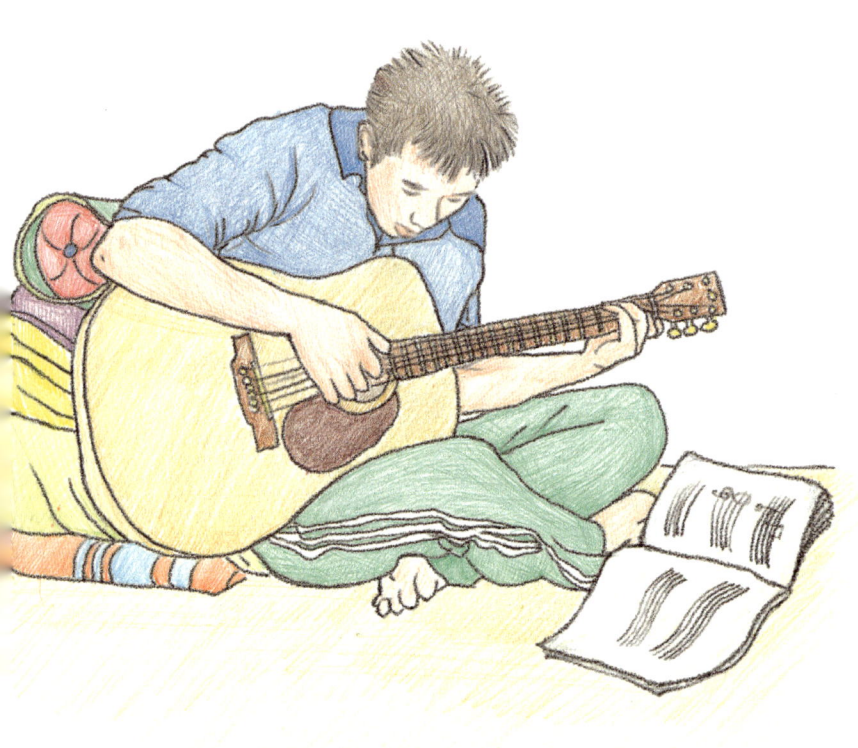

🐥 기획&저자

유지윤은 엄마의 치매예방을 위해서 엄마를 위한 컬러링북을 기획해서
만들었습니다. 행복했던 추억을 회상하며 하는 컬러링, 손유희 활동이
뇌건강에 도움이 된다는 믿음으로 색칠하고 글쓰는 컬러링북 시리즈를
계속해서 만들고 있습니다.
- 국가공인 브레인트레이너 자격증
- 색채심리상담사1급
- 노인인지관리자2급

🐥 그림&채색

성주연은 가족센터에서 아동과 부모님을 상담하는 미술심리상담사 1급
그림작가입니다.
instagram@herstoryspace

차례

＊ 기획자의 말 ... 4   ＊ 색연필색칠 연습하기 ... 8

아빠의 추억여행

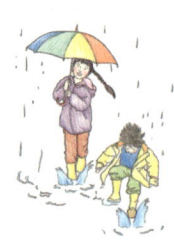
물장구
14

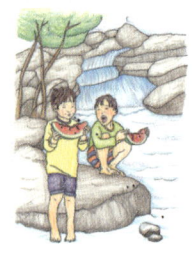
수박씨 뱉기
16

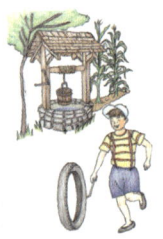
굴렁쇠
18

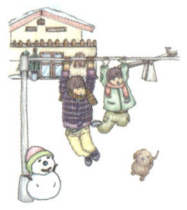
철봉
20

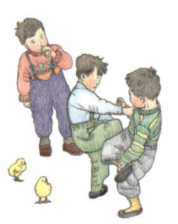
닭싸움
22

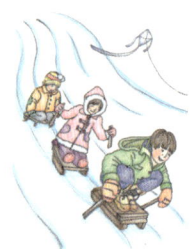
썰매
24

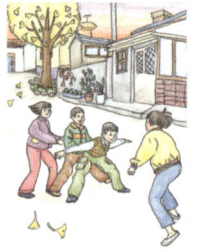
꼬리잡기
26

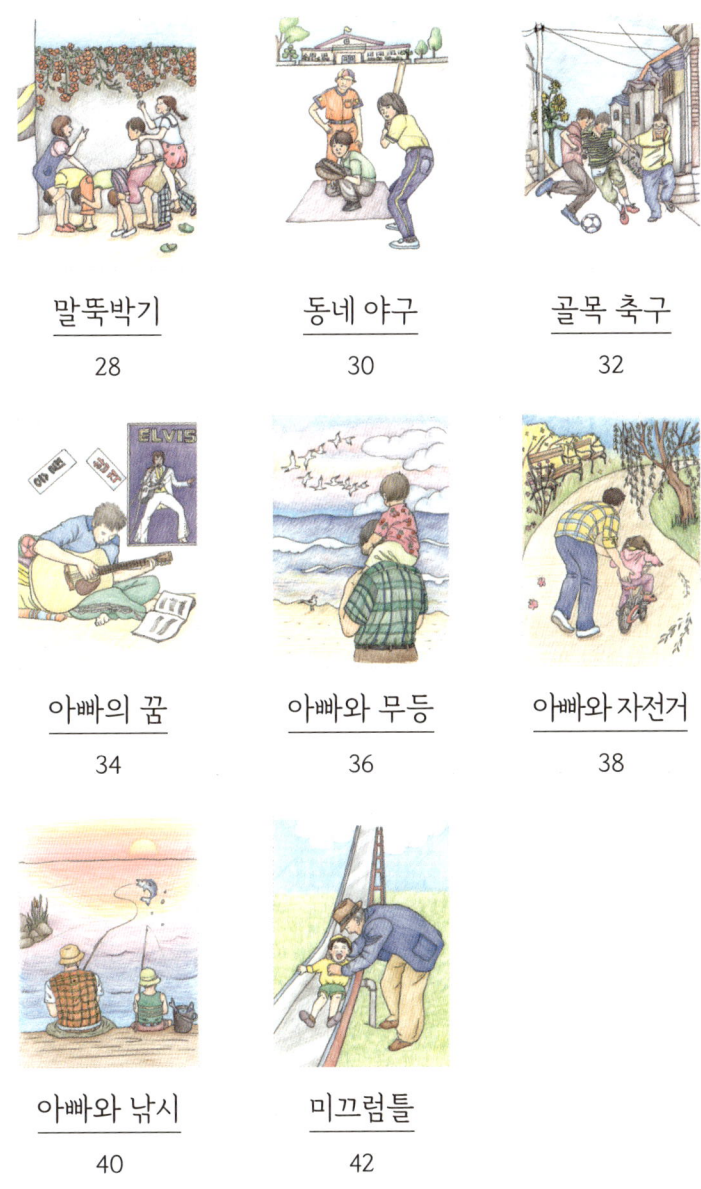

말뚝박기
28

동네 야구
30

골목 축구
32

아빠의 꿈
34

아빠와 무등
36

아빠와 자전거
38

아빠와 낚시
40

미끄럼틀
42

* 함께 이야기 나누고 글을 써 보아요 ... 44

색연필 색칠 연습하기 _ 선긋기

1. 색연필을 이용해 선 연습을 해 보아요.

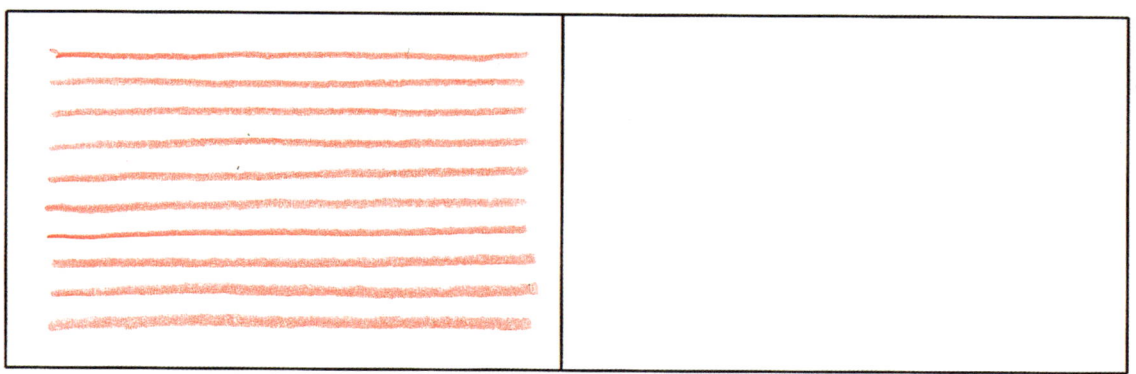

직선 그리기 : 왼쪽에서 오른쪽으로 선을 그어 보아요.

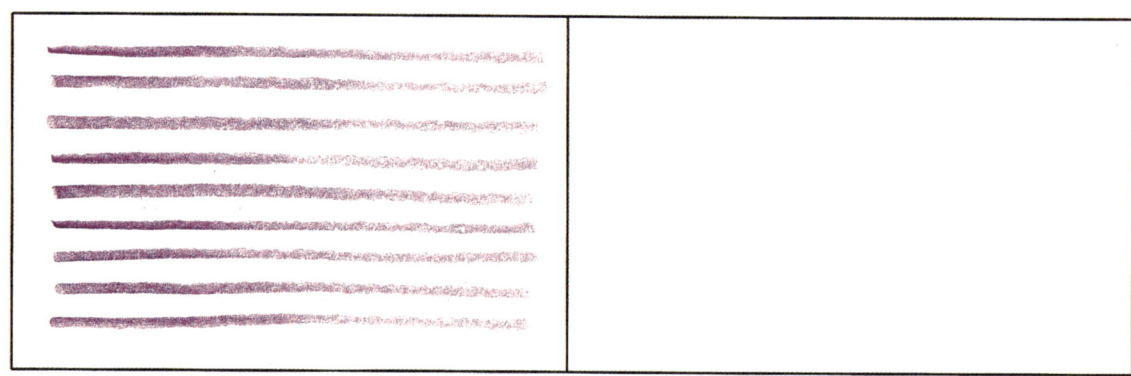

직선 흐리기 : 왼쪽에서 시작하여 서서히 손에 힘을 빼면서 점점 흐리게 그어 보아요.

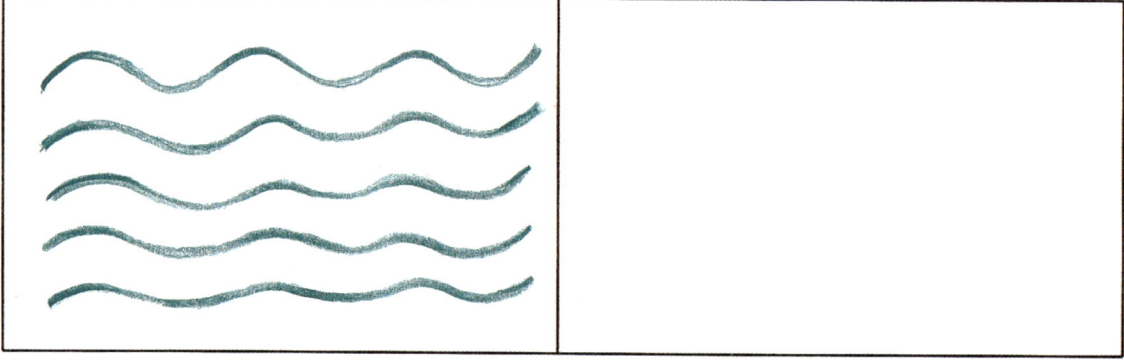

곡선 그리기 : 곡선을 물결처럼 그려 보아요.(힘의 강약으로 율동감을 줄 수 있습니다)

색연필 색칠 연습하기 _ 그라데이션

2. 여러 방향의 그라데이션 연습을 해 보아요.

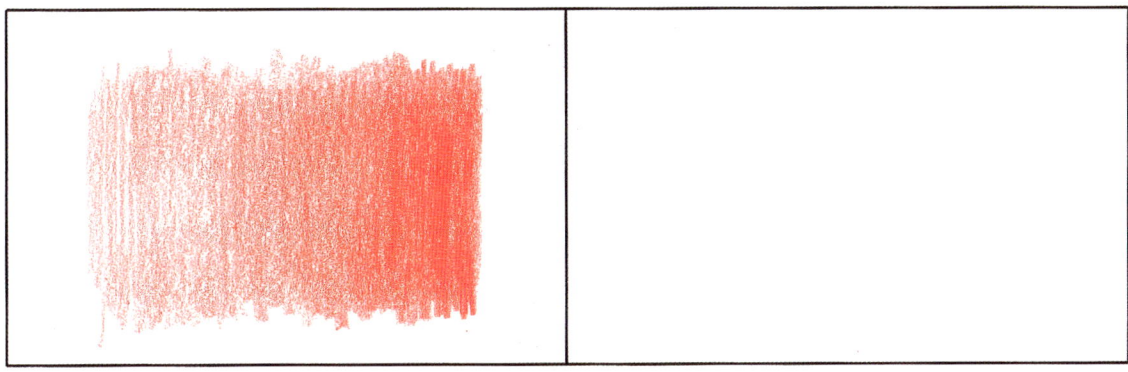

직선 그라데이션 : 손에 힘을 빼서 직선방향으로 색칠하다가 점점 강하게 색칠해 보아요.

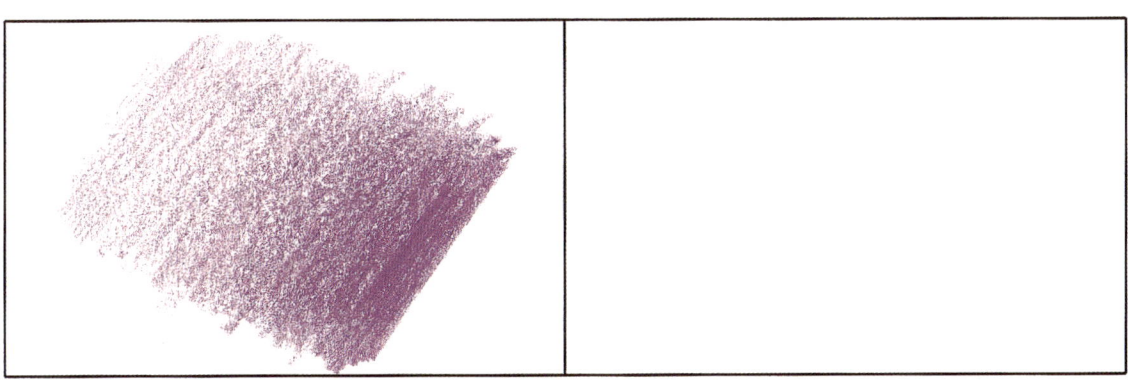

사선 그라데이션 : 손에 힘을 빼서 사선 방향으로 색칠하다가 점점 강하게 색칠해 보아요.

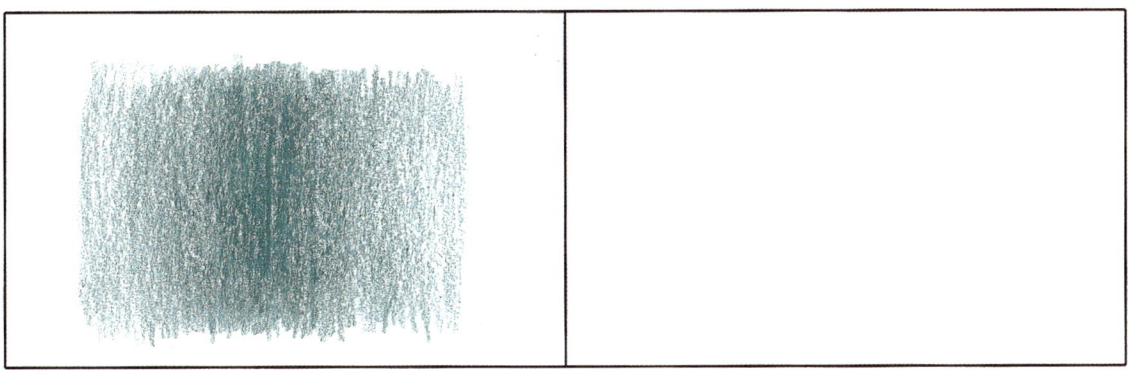

좌우 그라데이션 : 손에 힘을 빼고 색칠을 시작해서 점점 강하게 색칠하고 다시 힘을 빼고 흐리게 색칠해 보아요

색연필 색칠 연습하기 _ 칸메꾸기 I

3. 손의 힘을 조절하여 한가지 색으로 밝게, 중간밝게, 진하게 순서대로 색칠해 보아요.

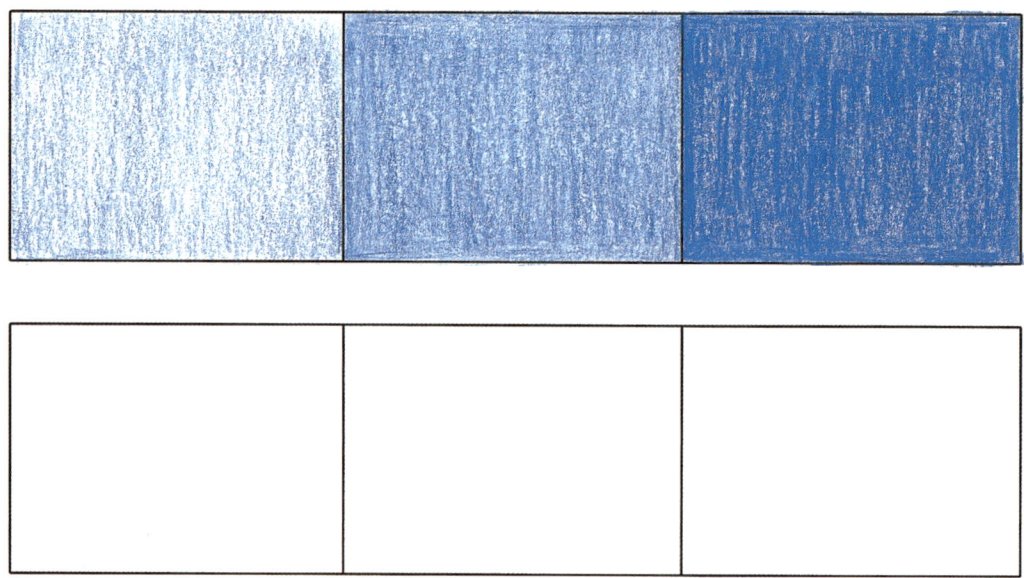

진하게 색칠하는 법 : 가로 세로 색칠하기 반복하여 면을 채우면 진하게 색칠됩니다.

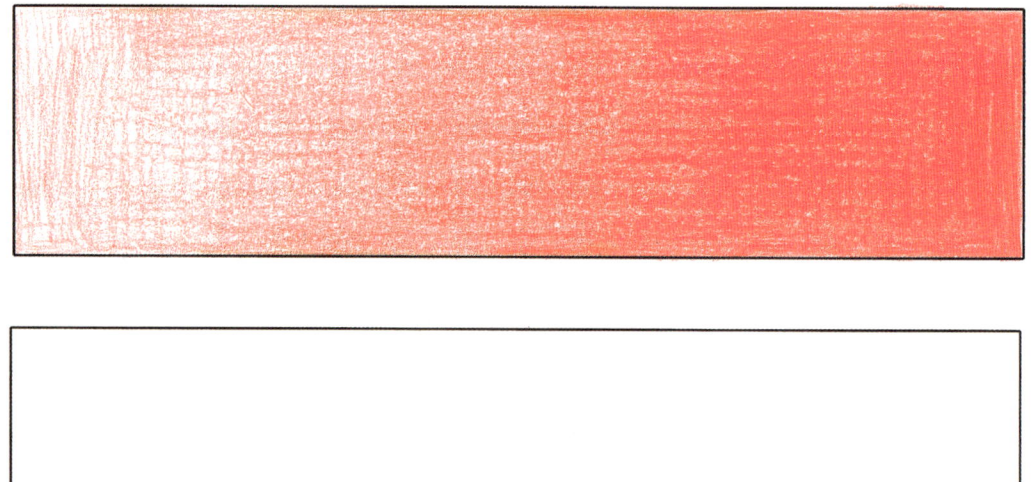

한면 그라데이션 : 손의 힘을 빼고 약하게 색칠을 시작해서 점점 강하게 색칠하여 색의 농도를 표현해 보아요

색연필 색칠 연습하기 _ 칸메꾸기 II

4. 두세가지 색으로 강약을 조절하여 자유롭게 색칠해 보아요.

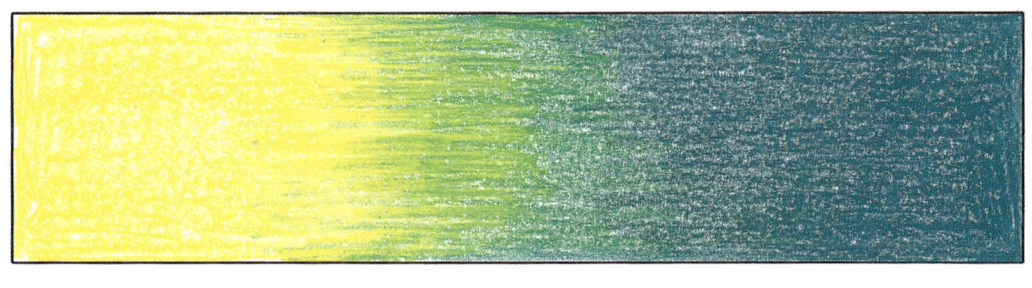

1. 밝은 색을 먼저 시작하여 2/3 정도 색칠
2. 반대편에서 진한 색을 색칠 시작
3. 진한 색은 중간부터 힘을 빼고 그라데이션처럼 색칠

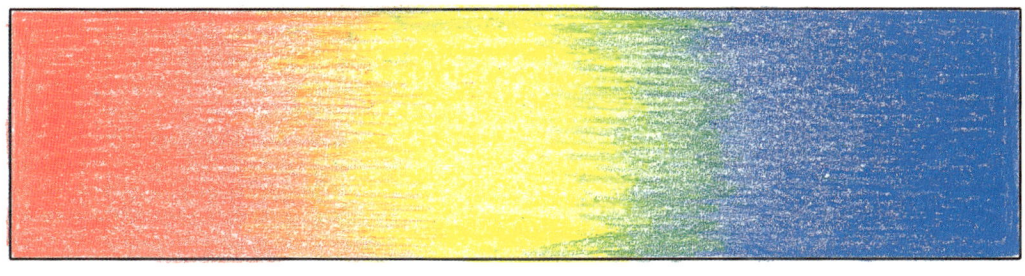

1. 밝은 색을 중앙에서 시작하여 2/3 정도 색칠
2. 반대편에서 진한 색을 색칠 시작
3. 진한 색은 중간부터 힘을 빼고 그라데이션처럼 색칠

아빠의 청춘

아빠의 추억여행

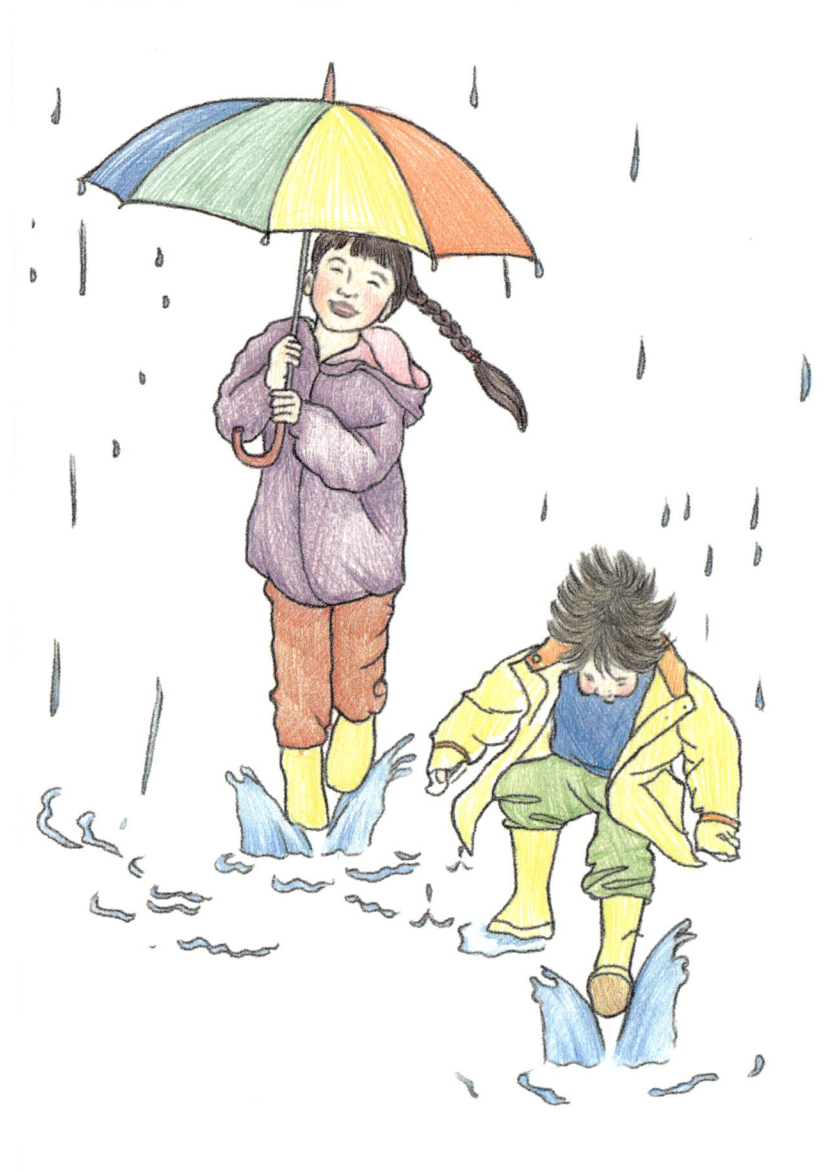

물장구

비오는 날 물장구, 옷이 젖어도 신나

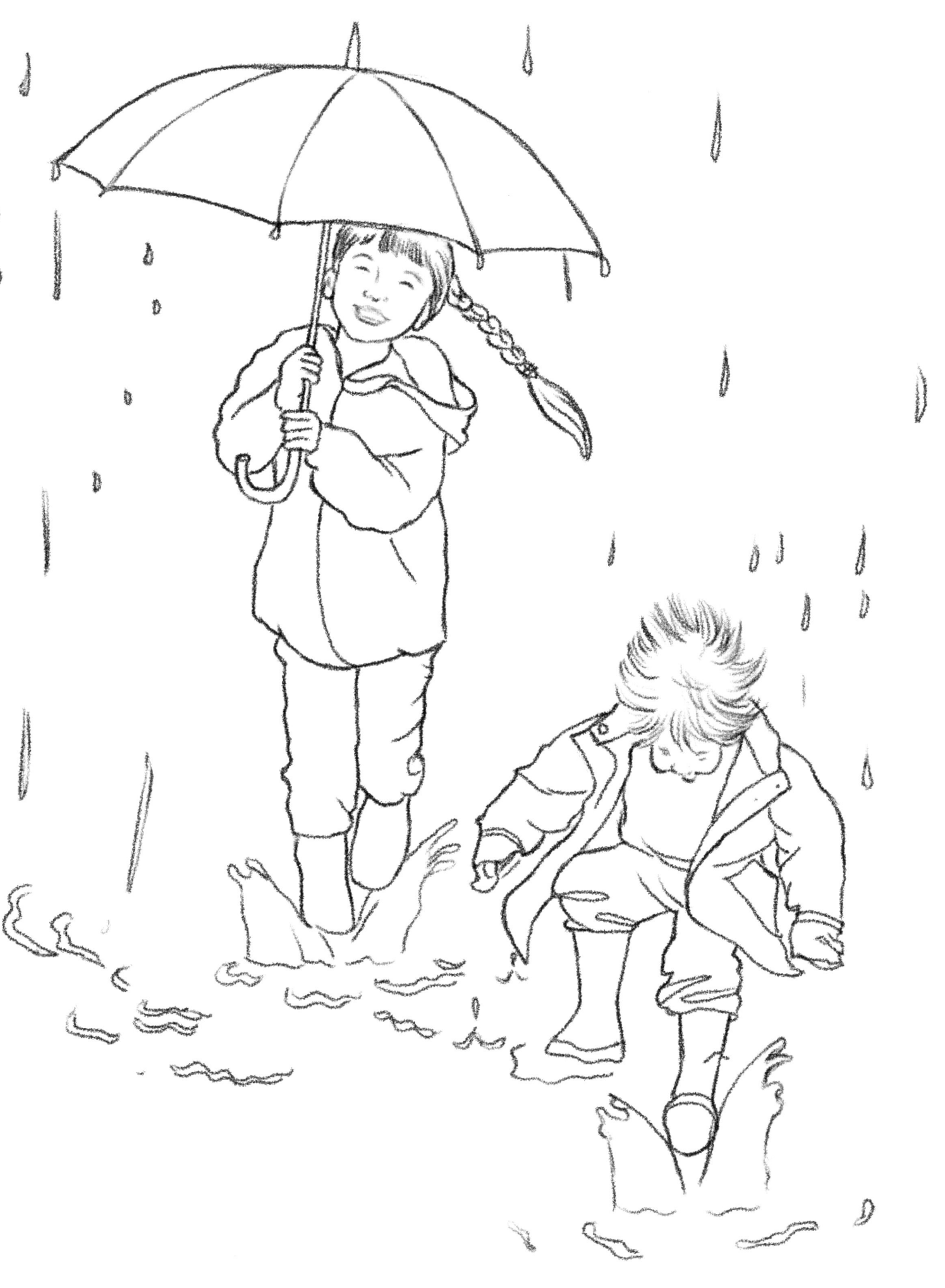

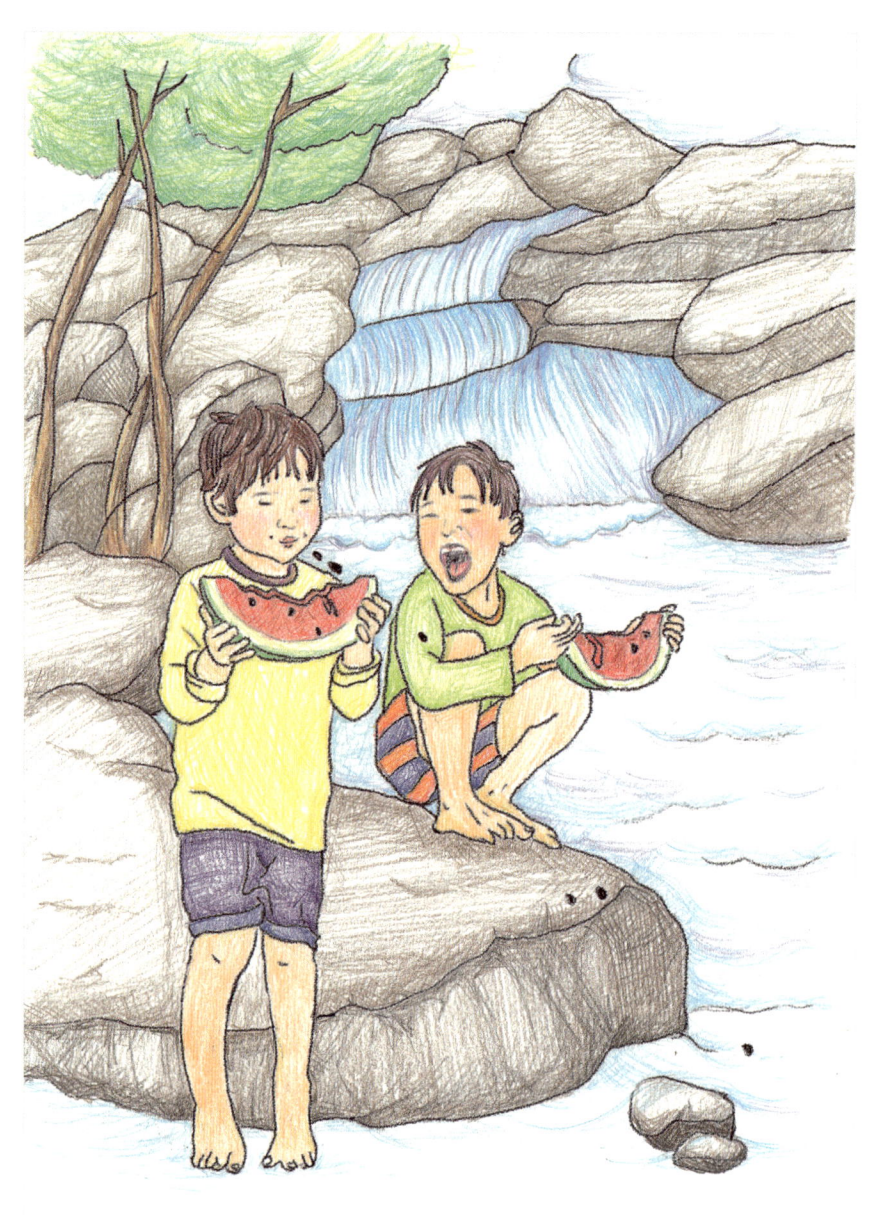

수박씨 뱉기

있는 힘을 다 해서, 퉤…
멀리 날아가거라

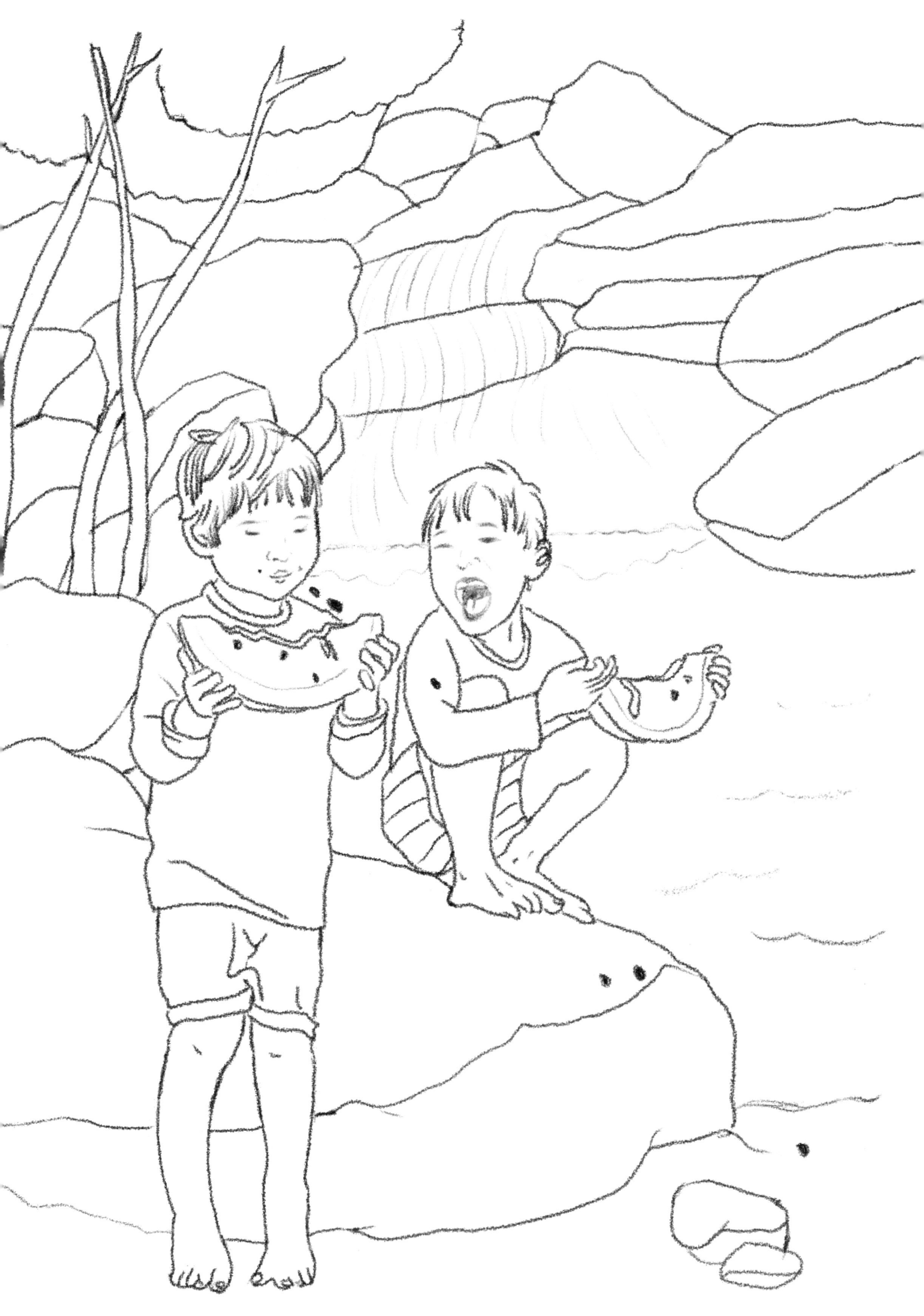

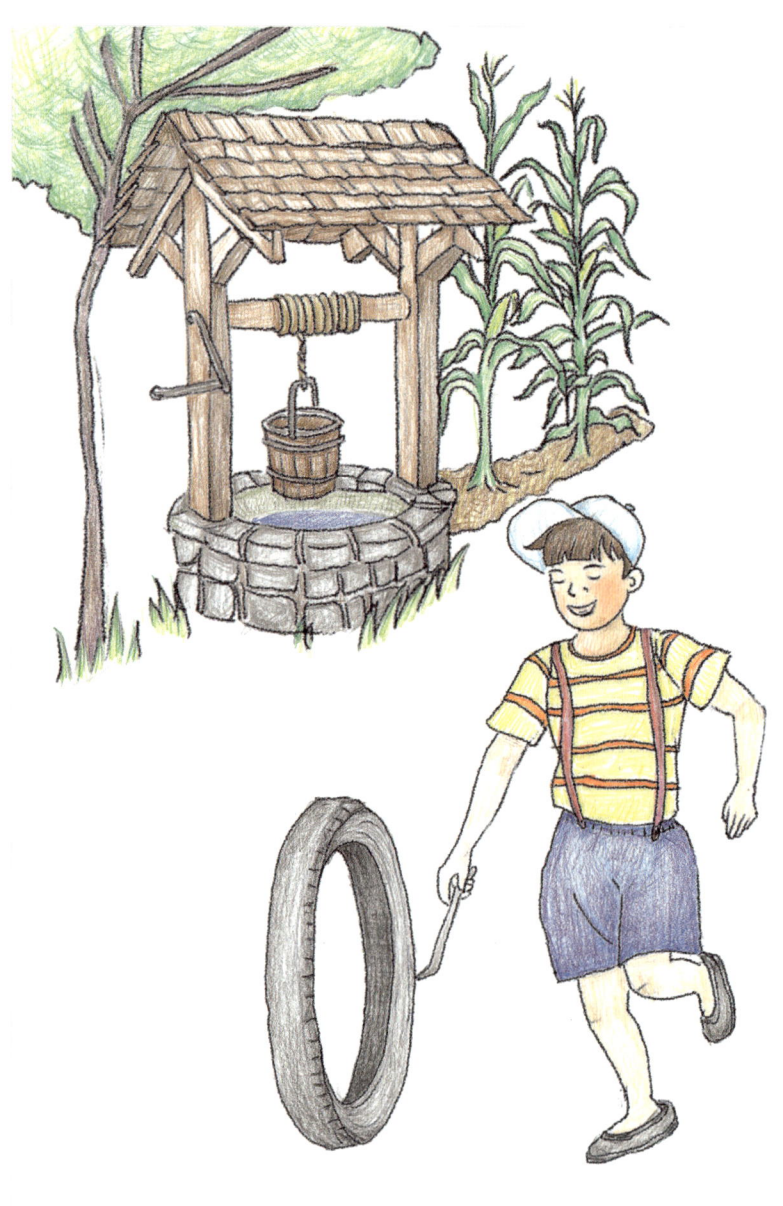

굴렁쇠

내 마음과 다르게 굴러가는 굴렁쇠

그 쪽으로 가면 안 돼

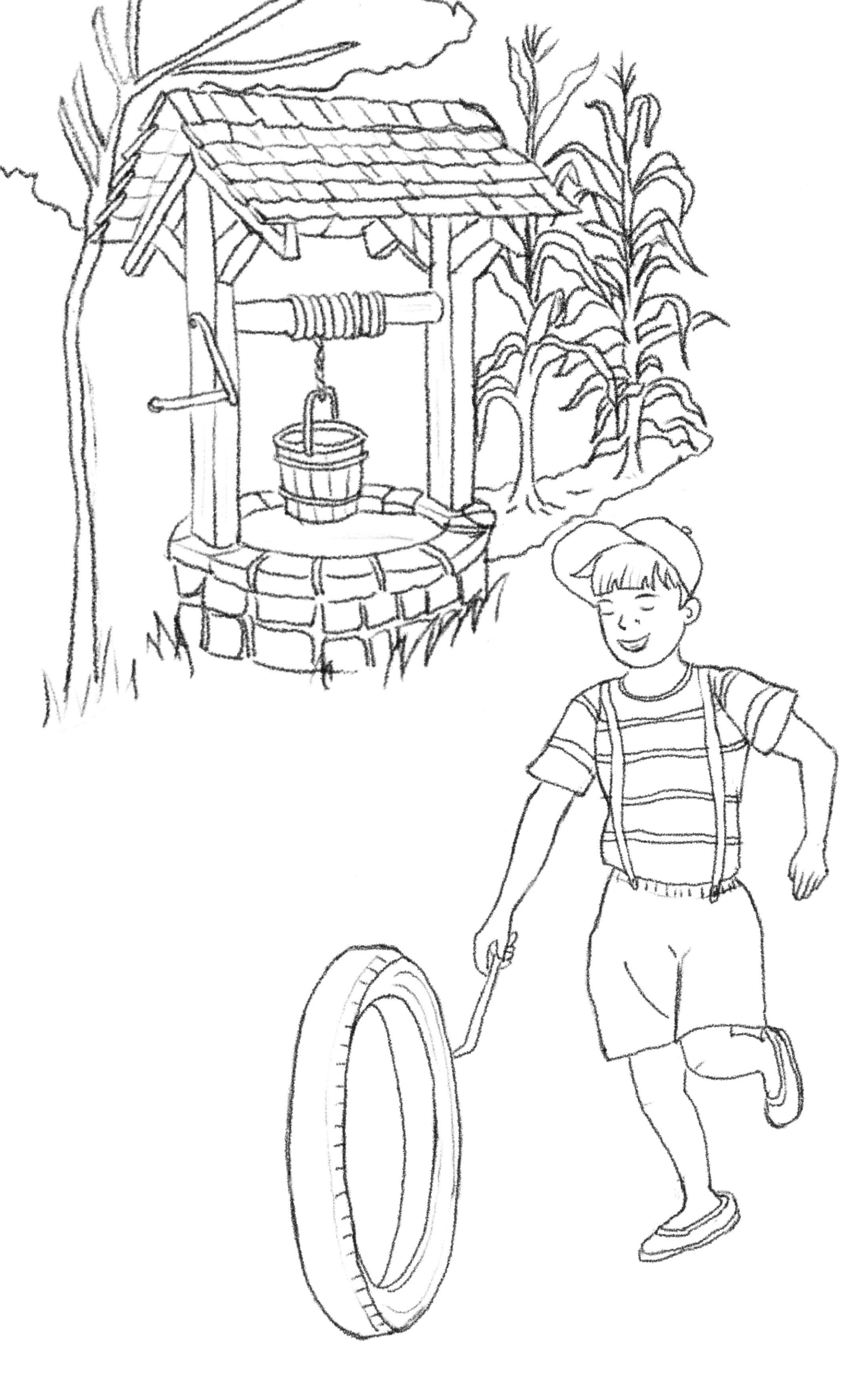

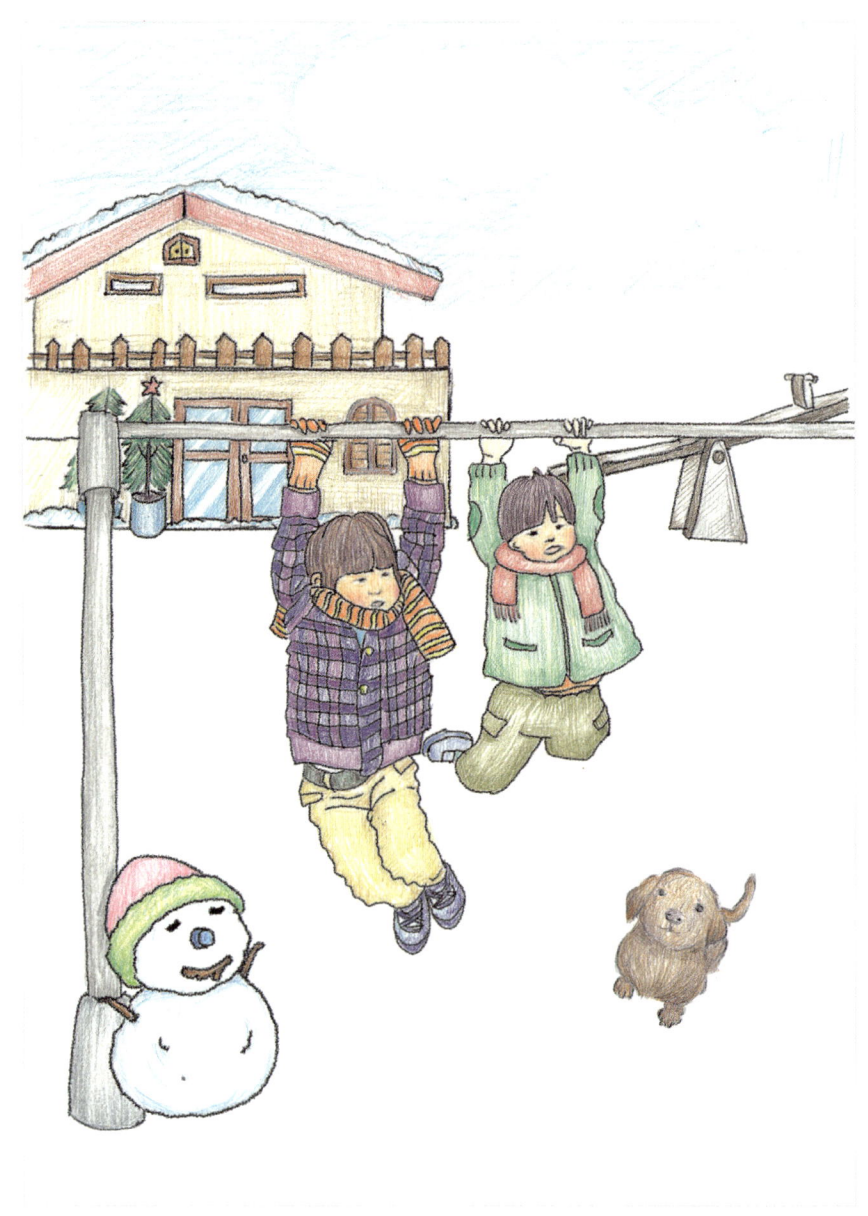

철봉

조금만 더 버티자!

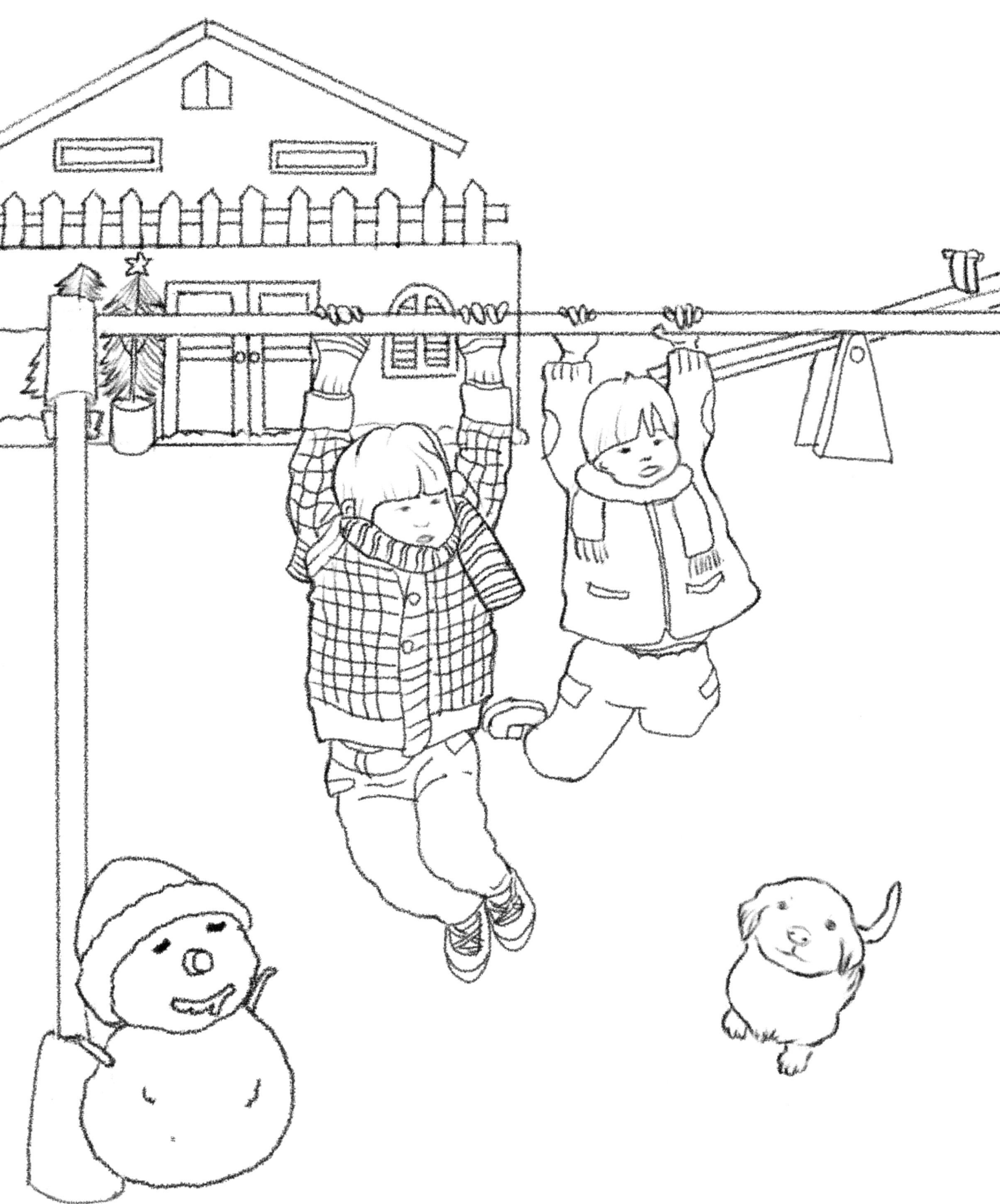

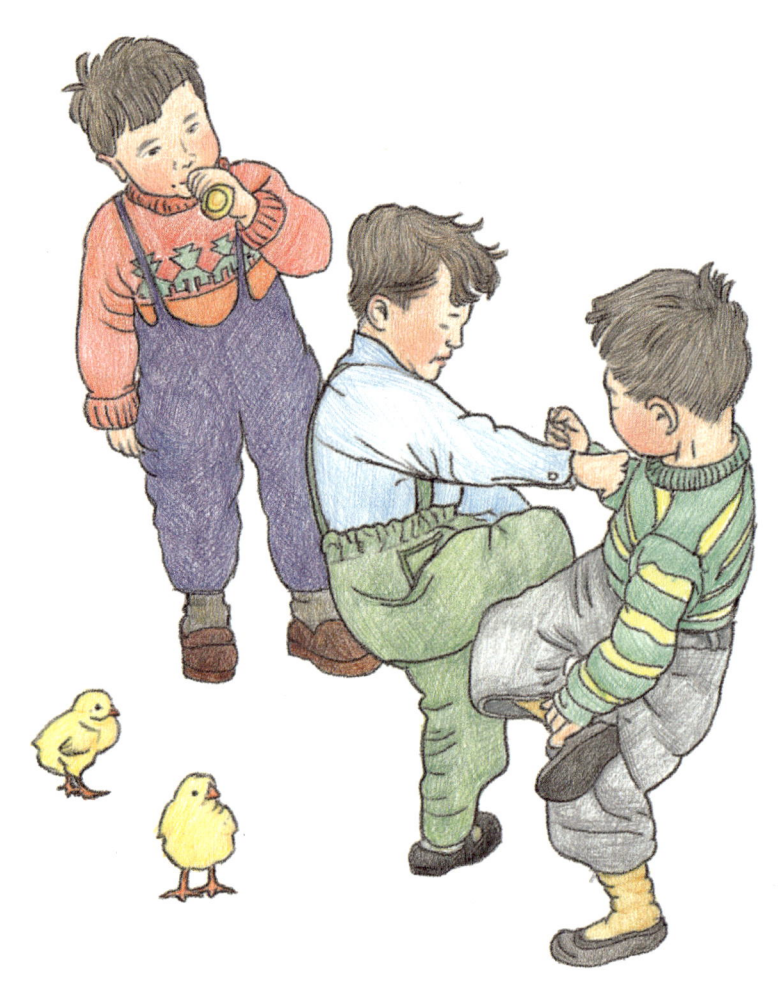

닭싸움

이겨라, 이겨라

병아리도 함께 응원해요

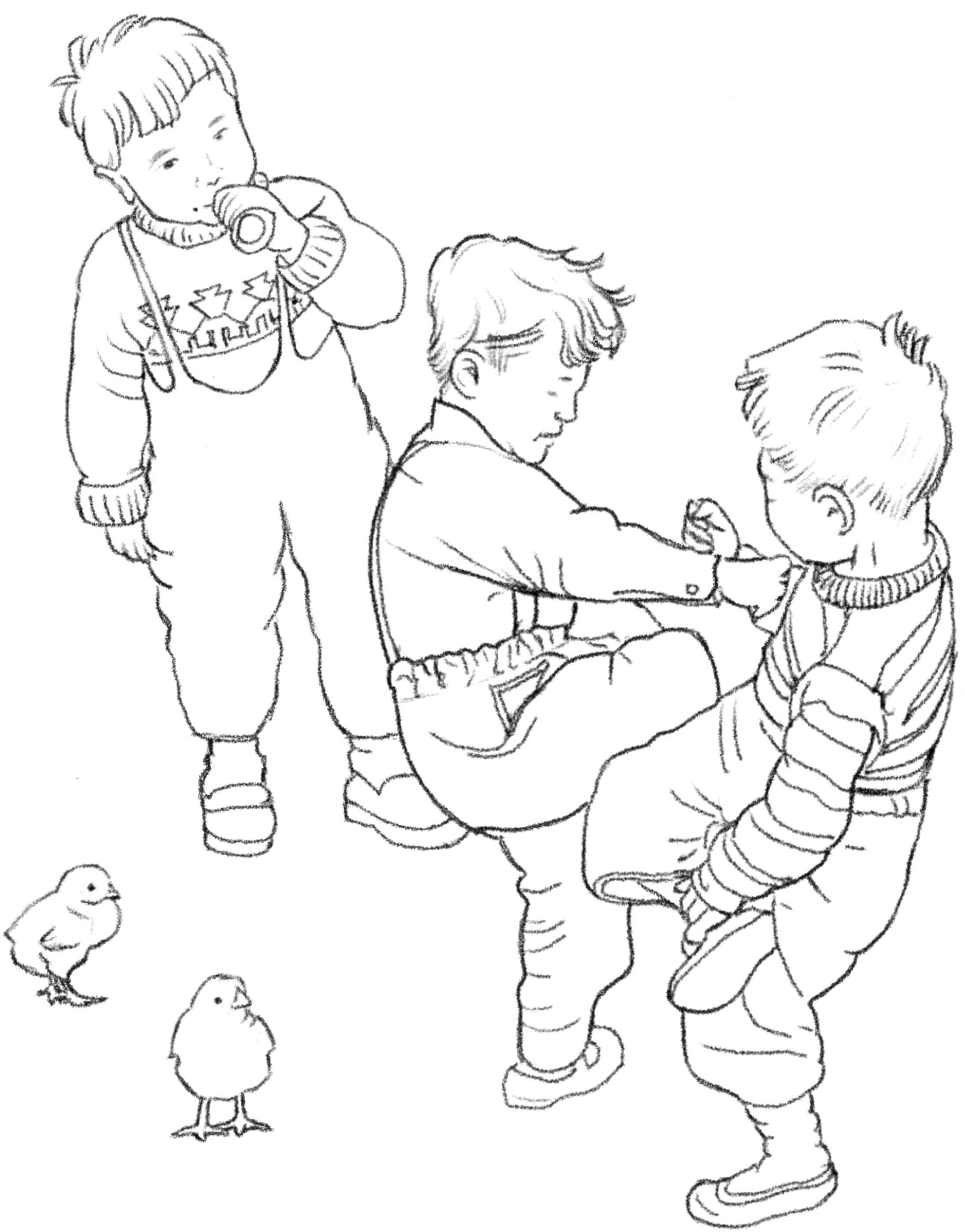

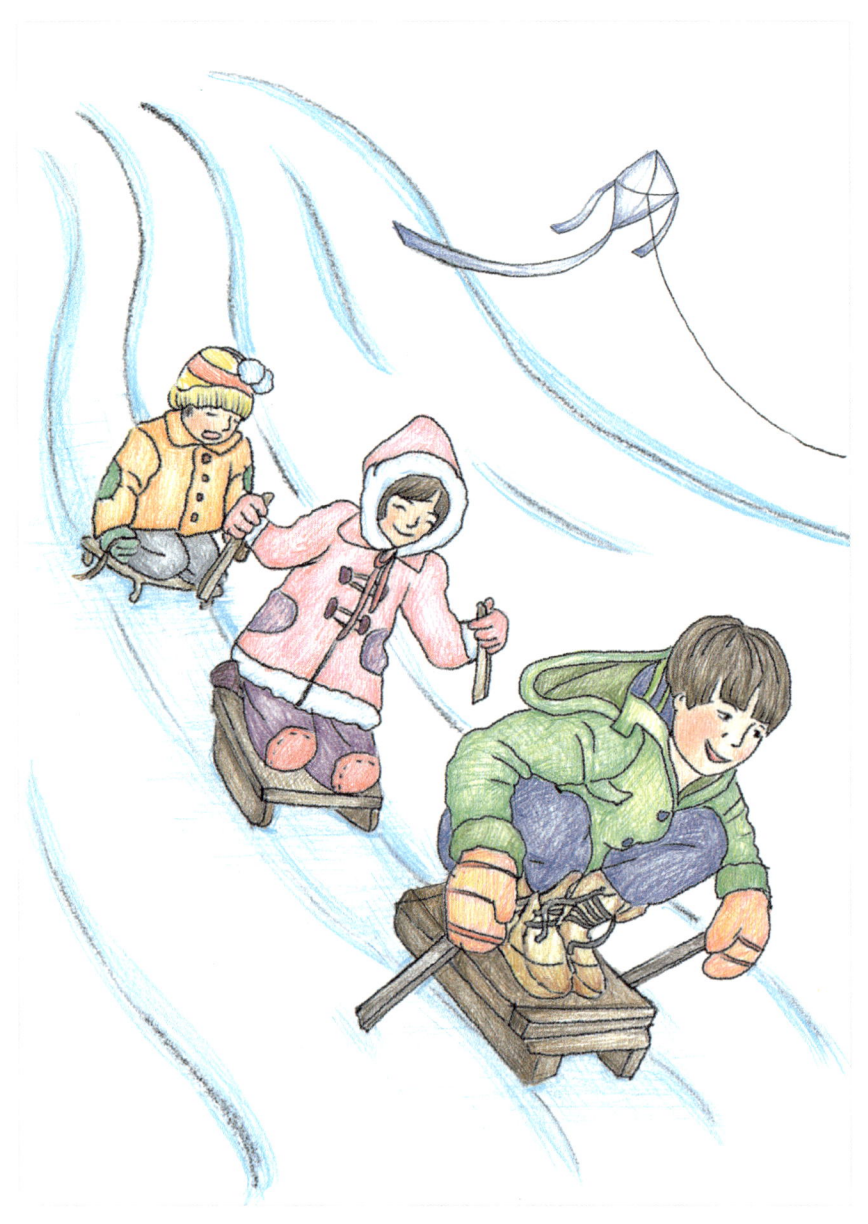

썰매

겨울에 썰매만큼 신나는 놀이가 있을까?

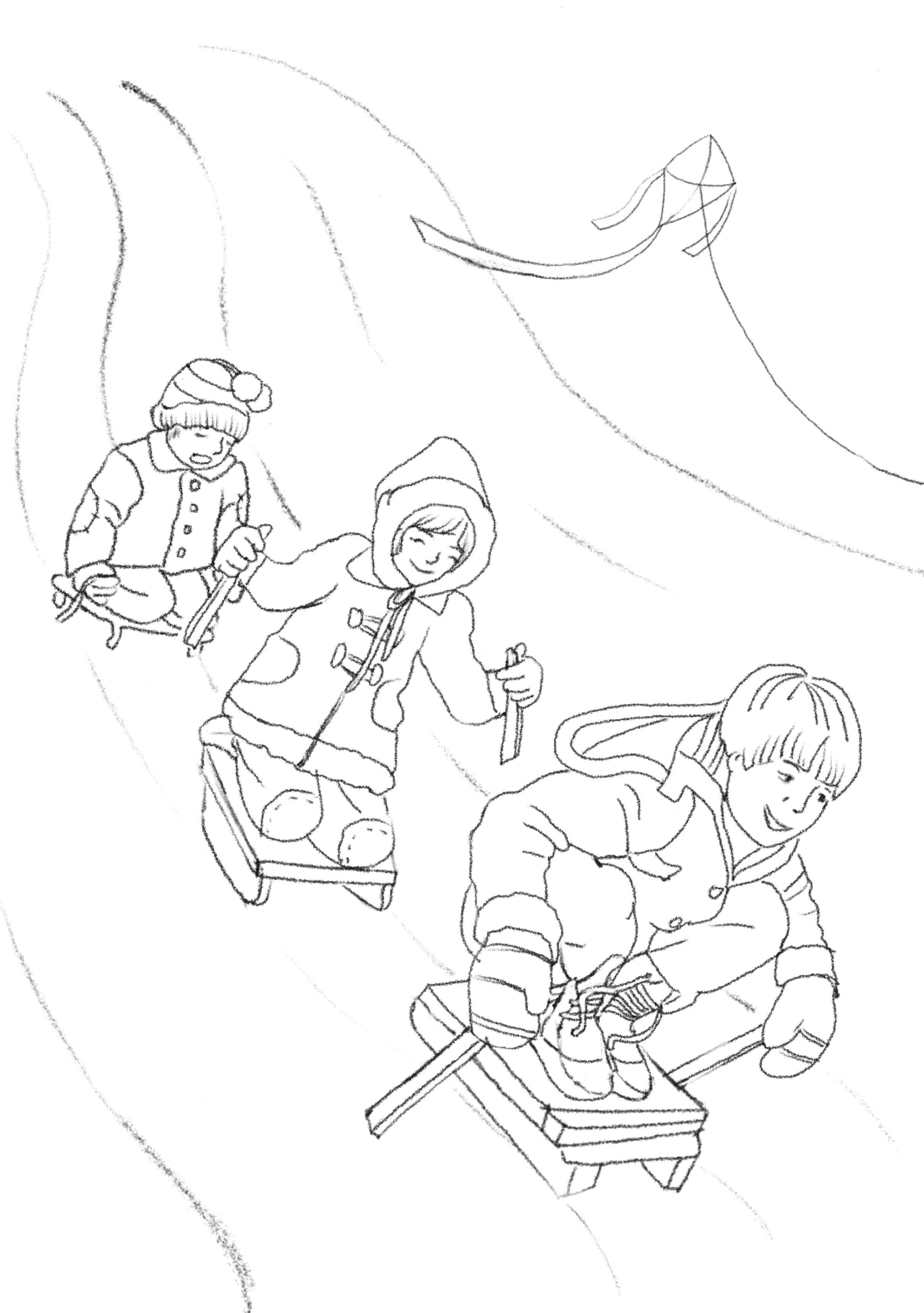

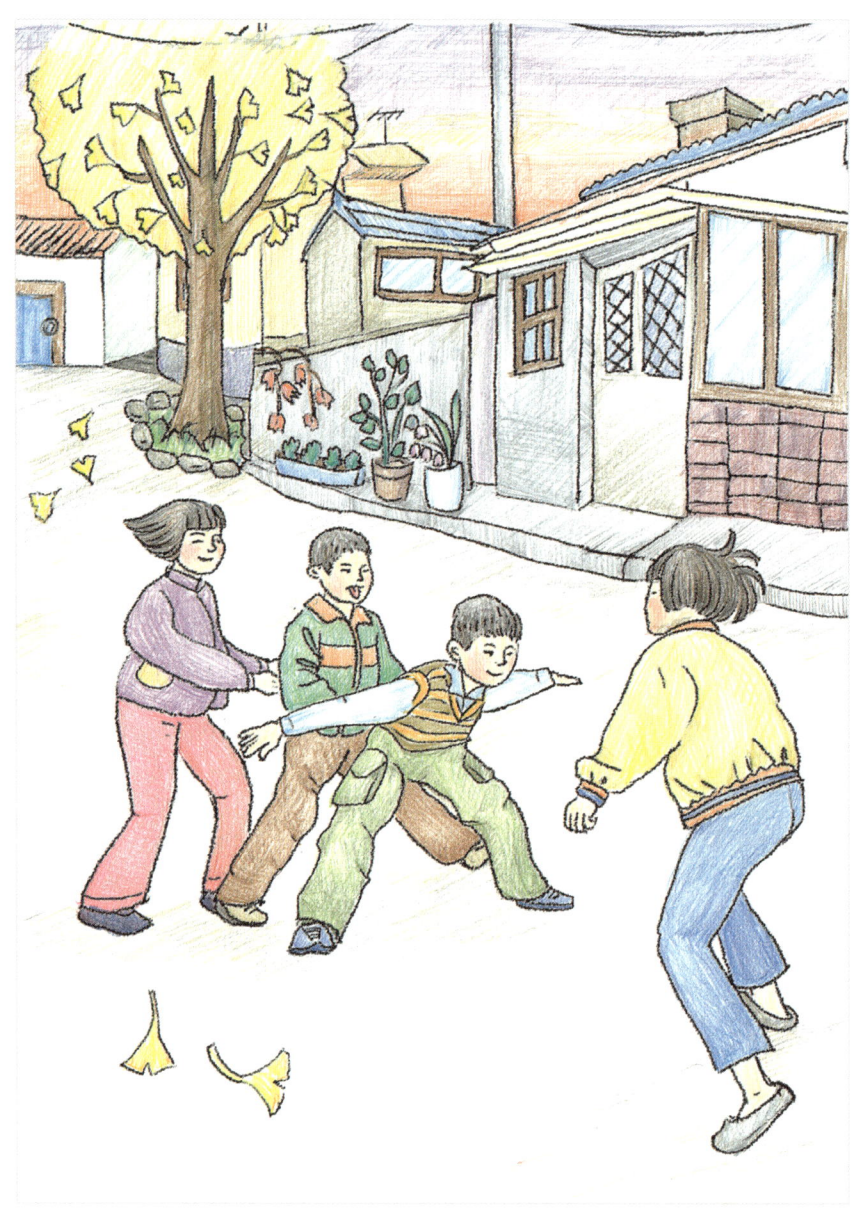

꼬리잡기

꼬리를 지켜라, 꼬리가 잘릴까 노심초사하는 마음

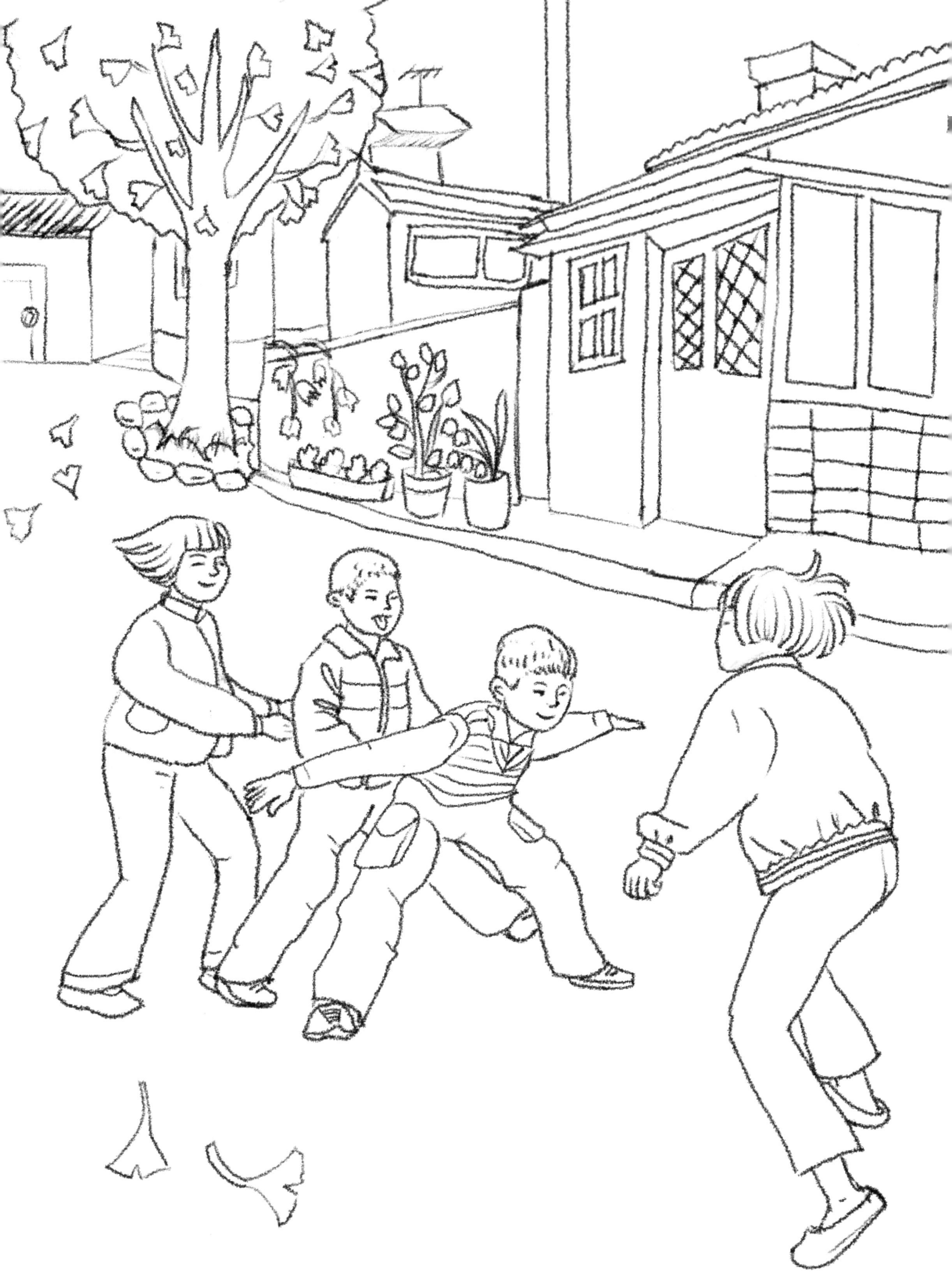

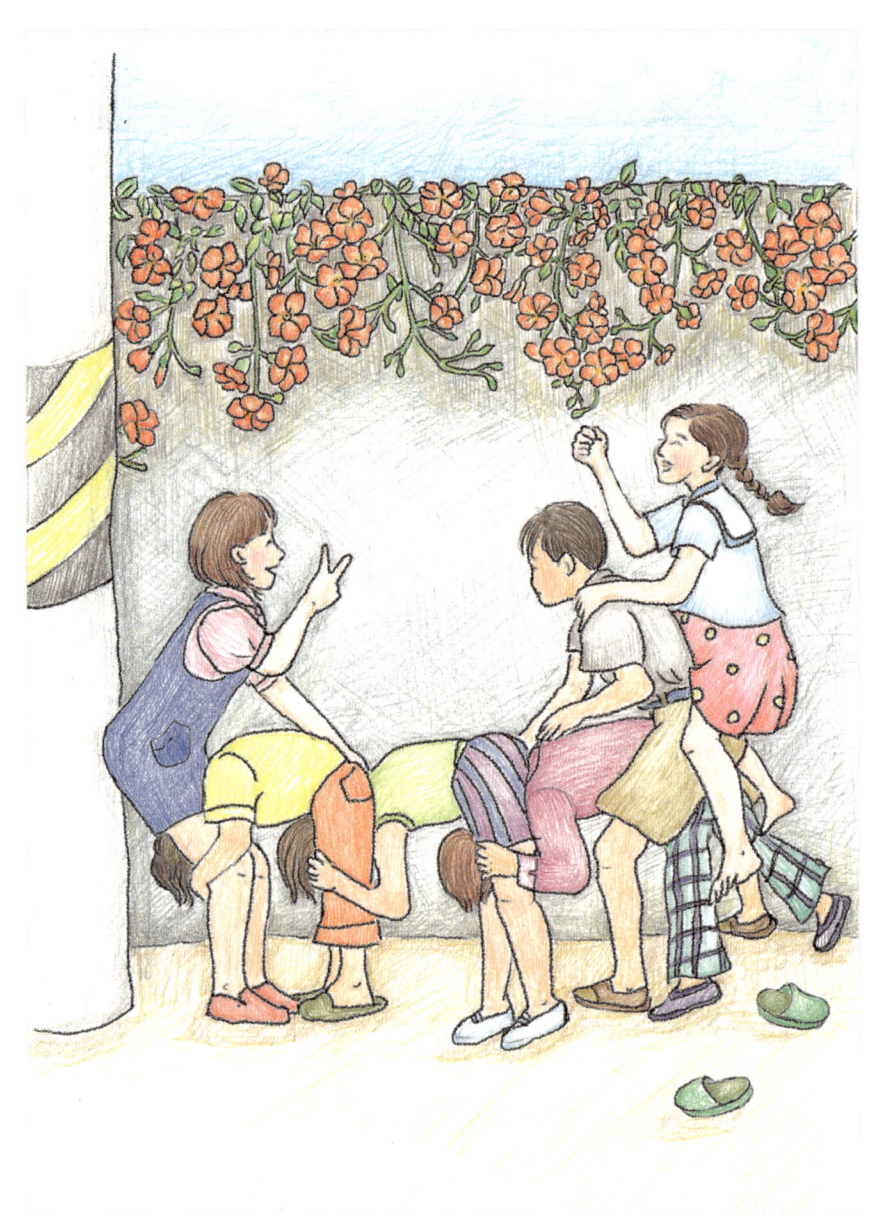

말뚝박기

이번에는 말, 젖먹던 힘을 짜내어 버텨보자.
가위바위보 잘 해야 한다!

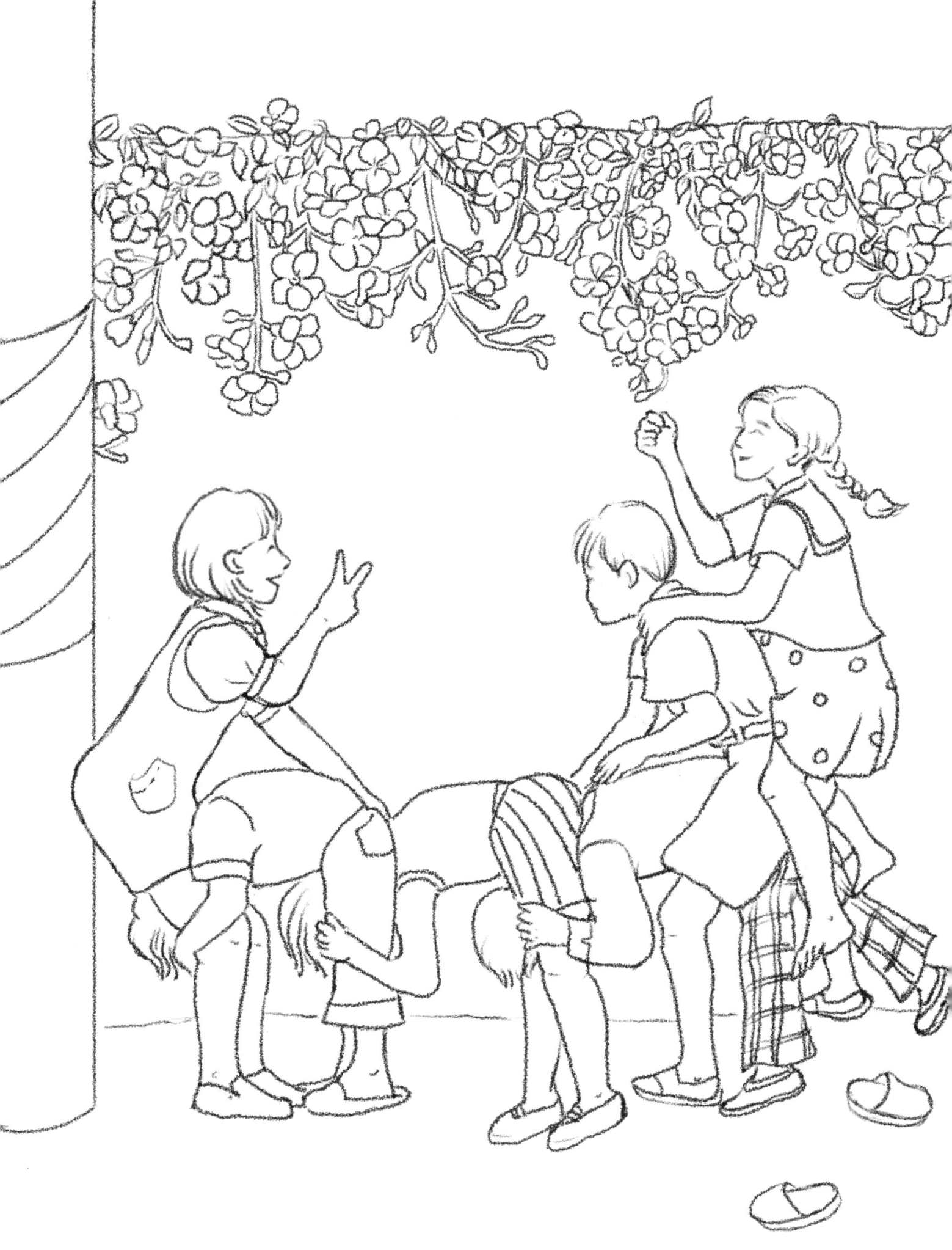

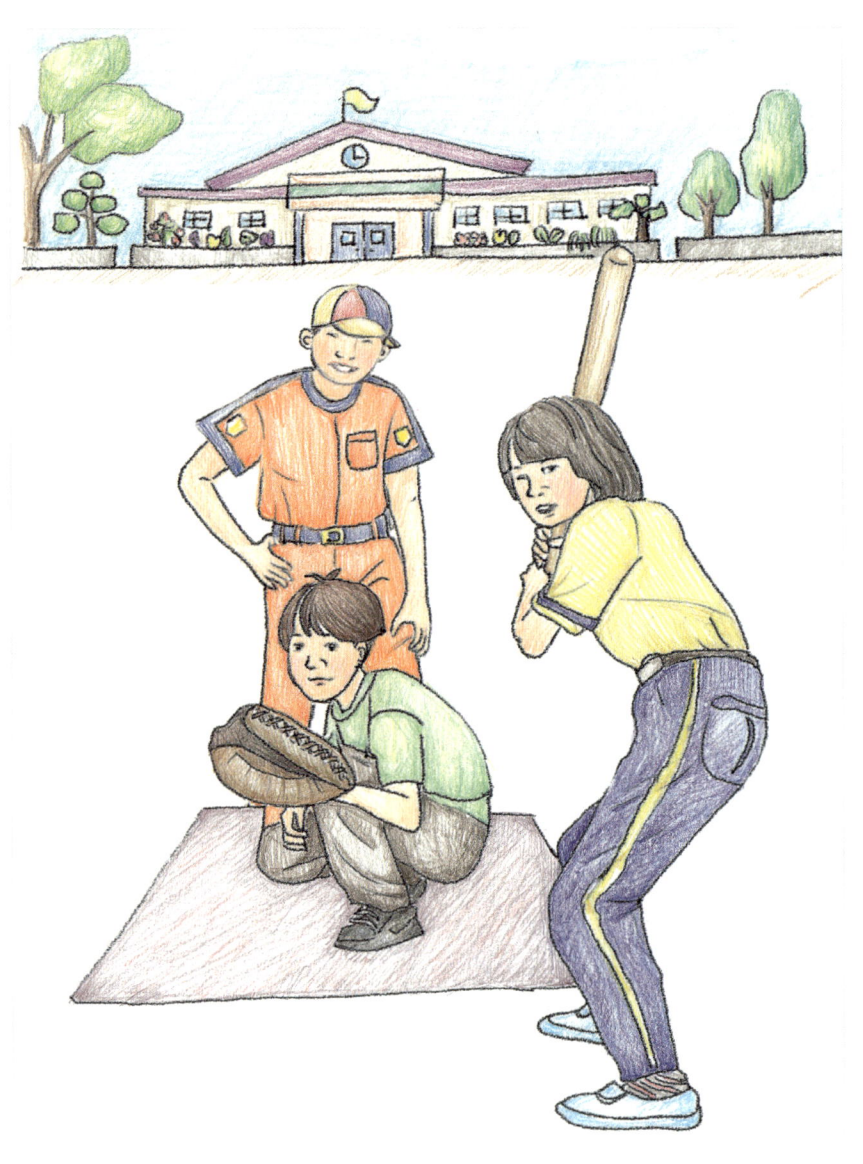

동네 야구

공이 왜 이렇게 작게 보일까?
홈런을 쳐야 되는데

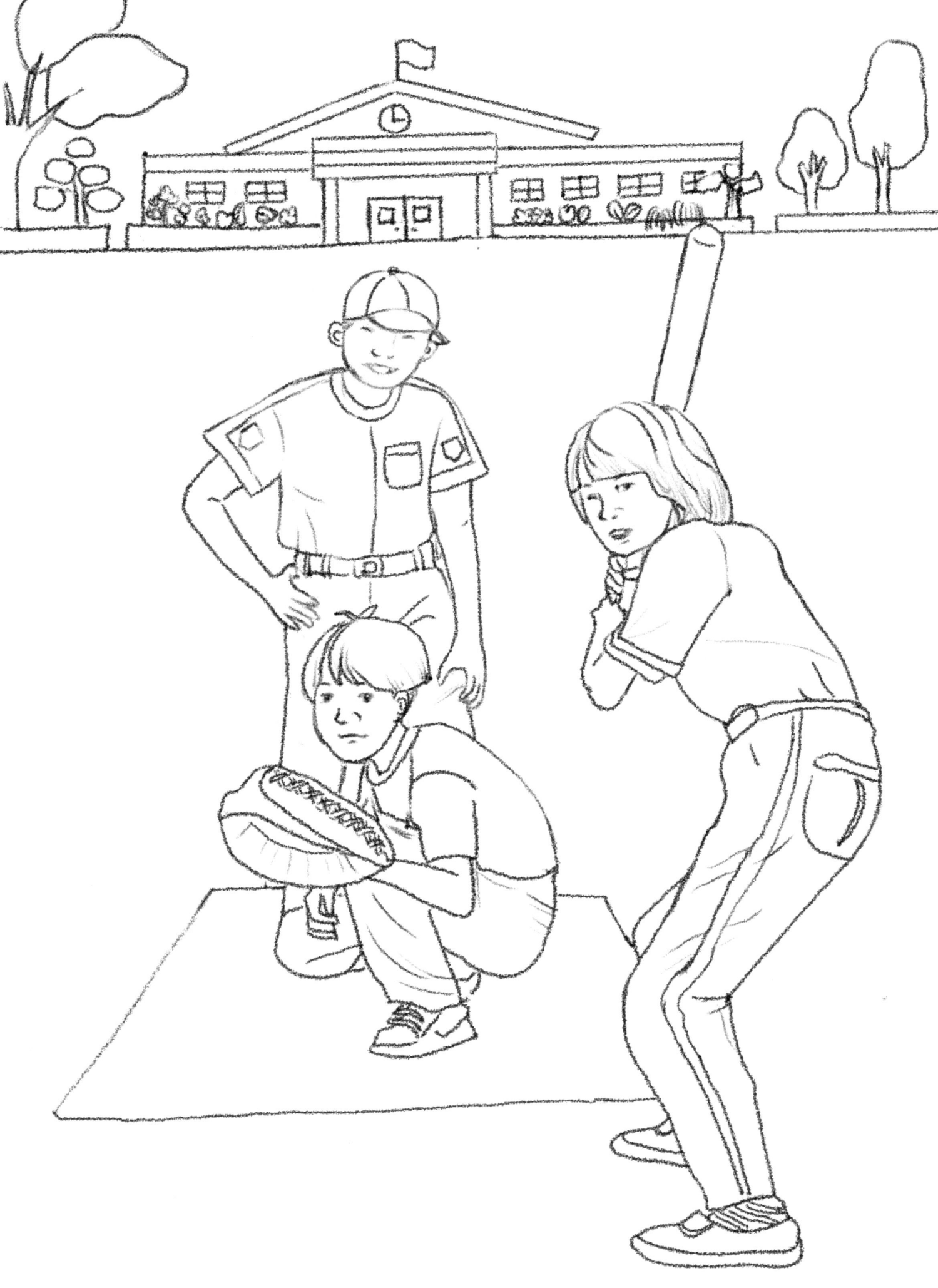

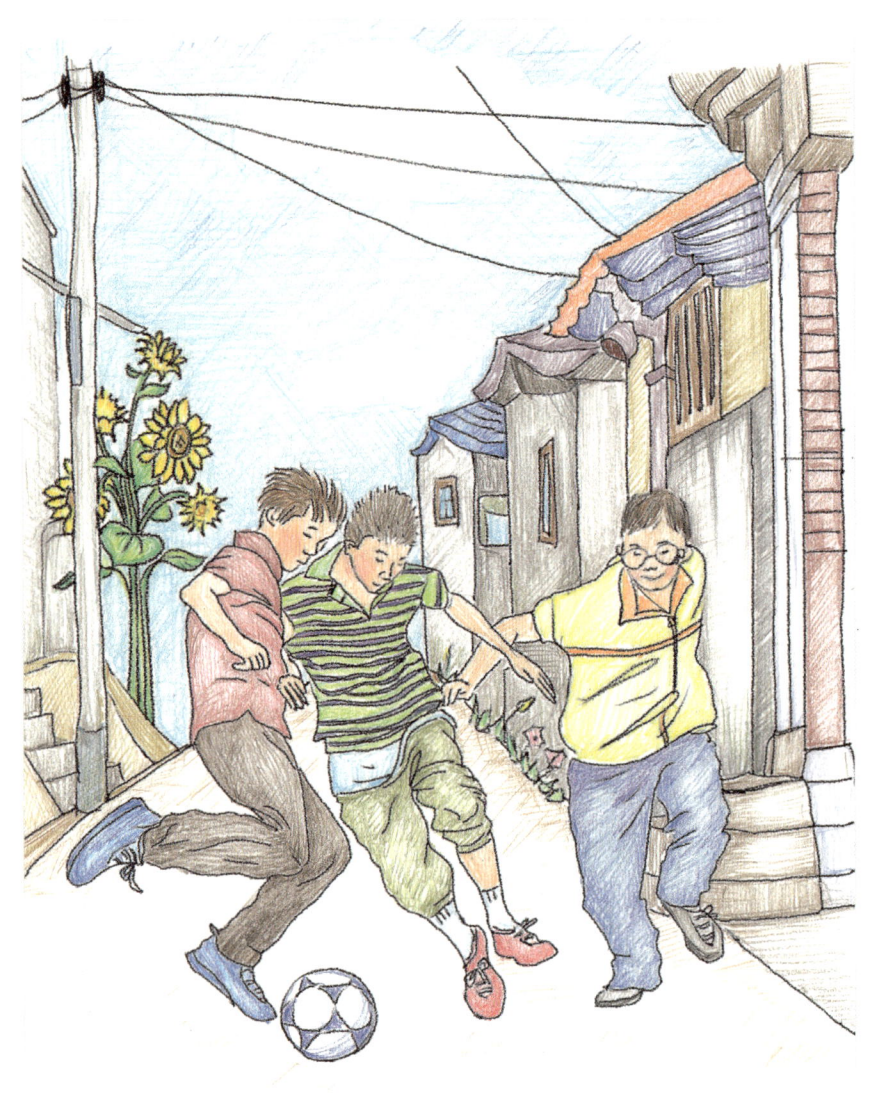

골목 축구

살살 차야지,

냅다 차서 유리창 깨면 큰일 나

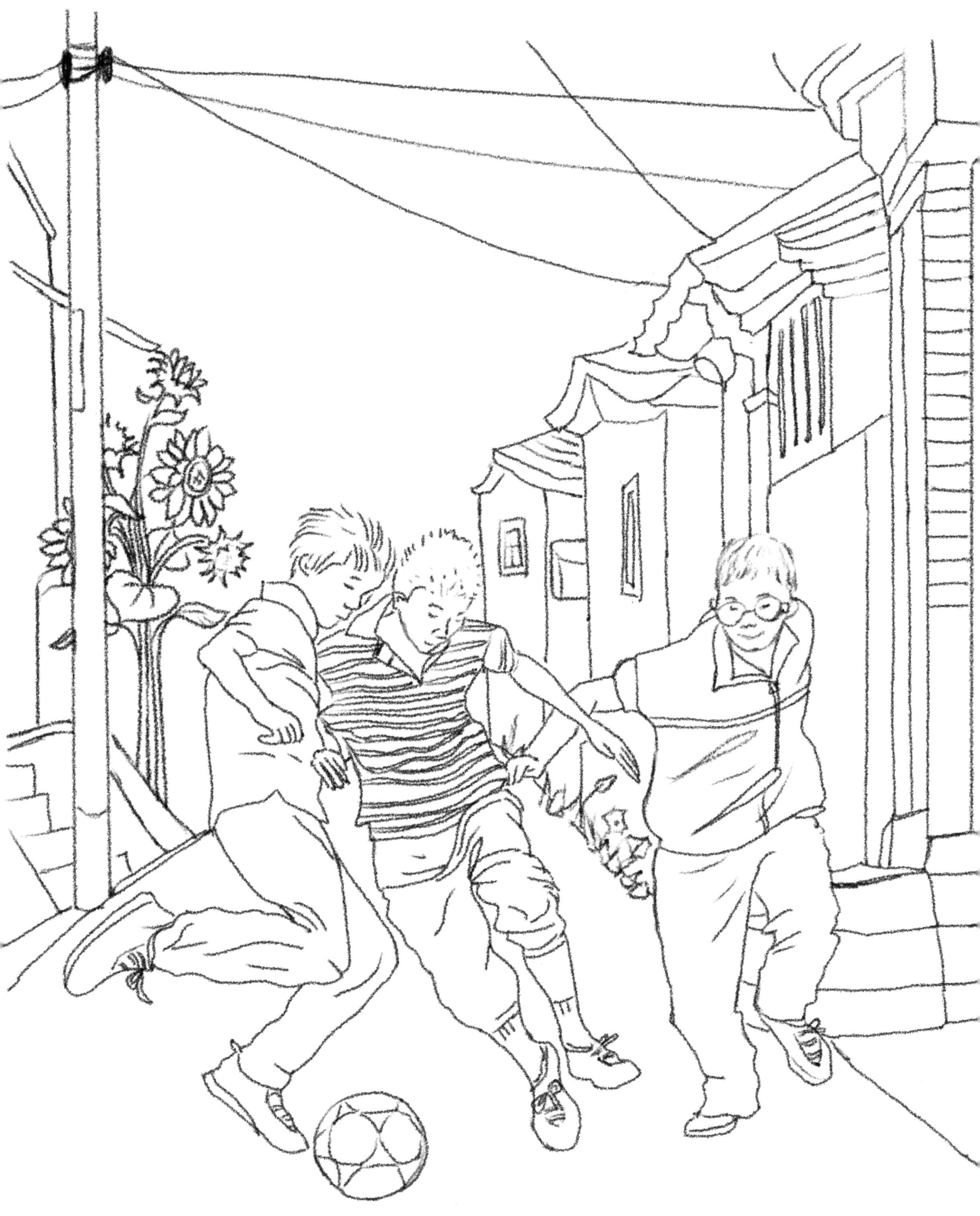

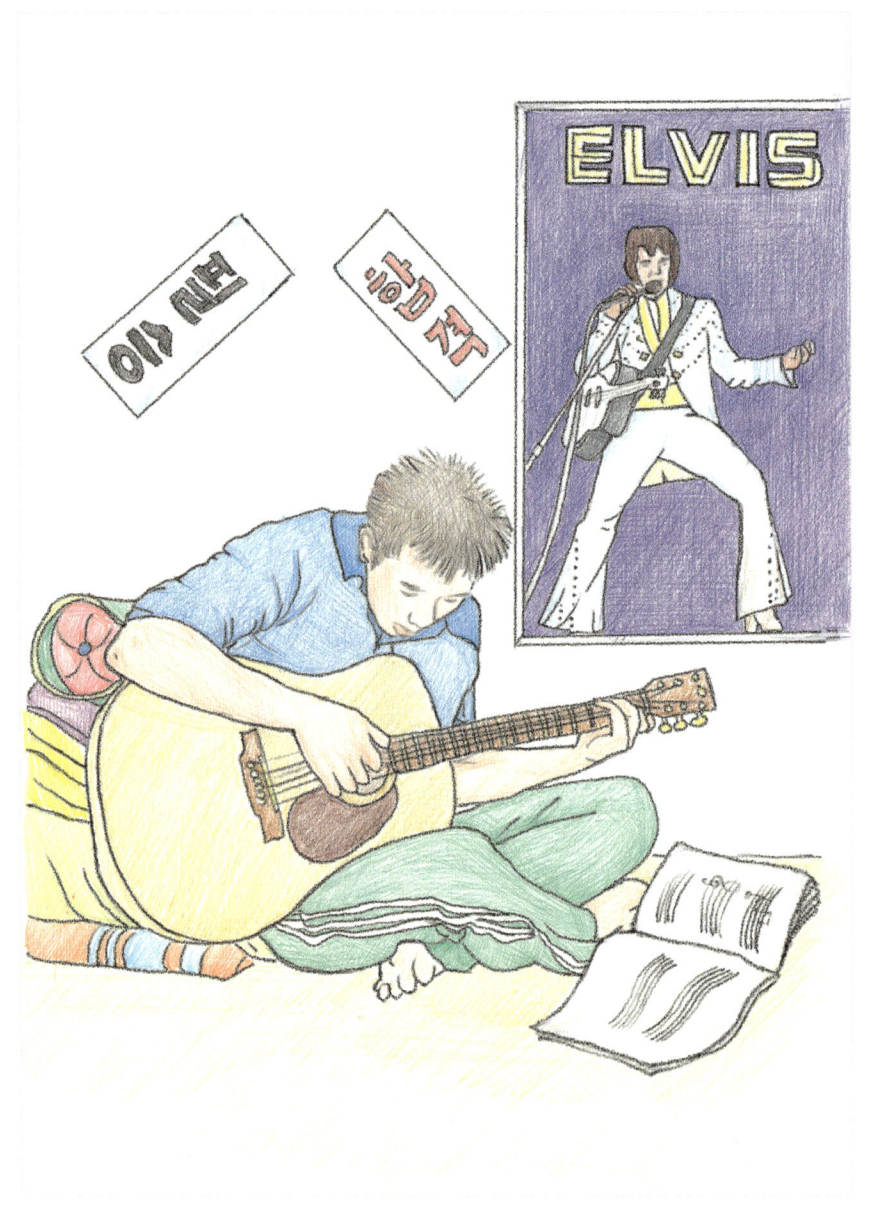

아빠의 꿈

나도 한때 가수가 꿈이었는데…

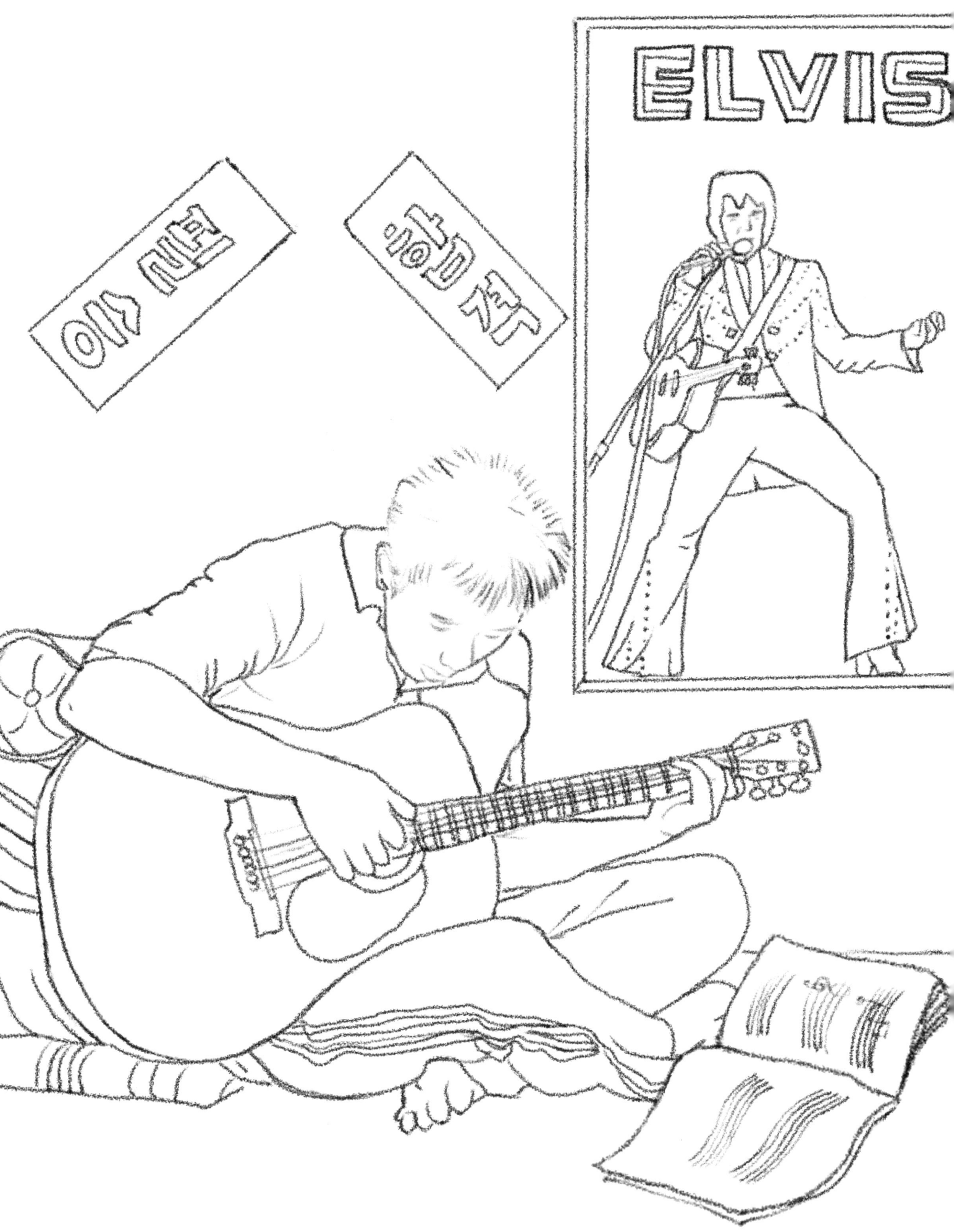

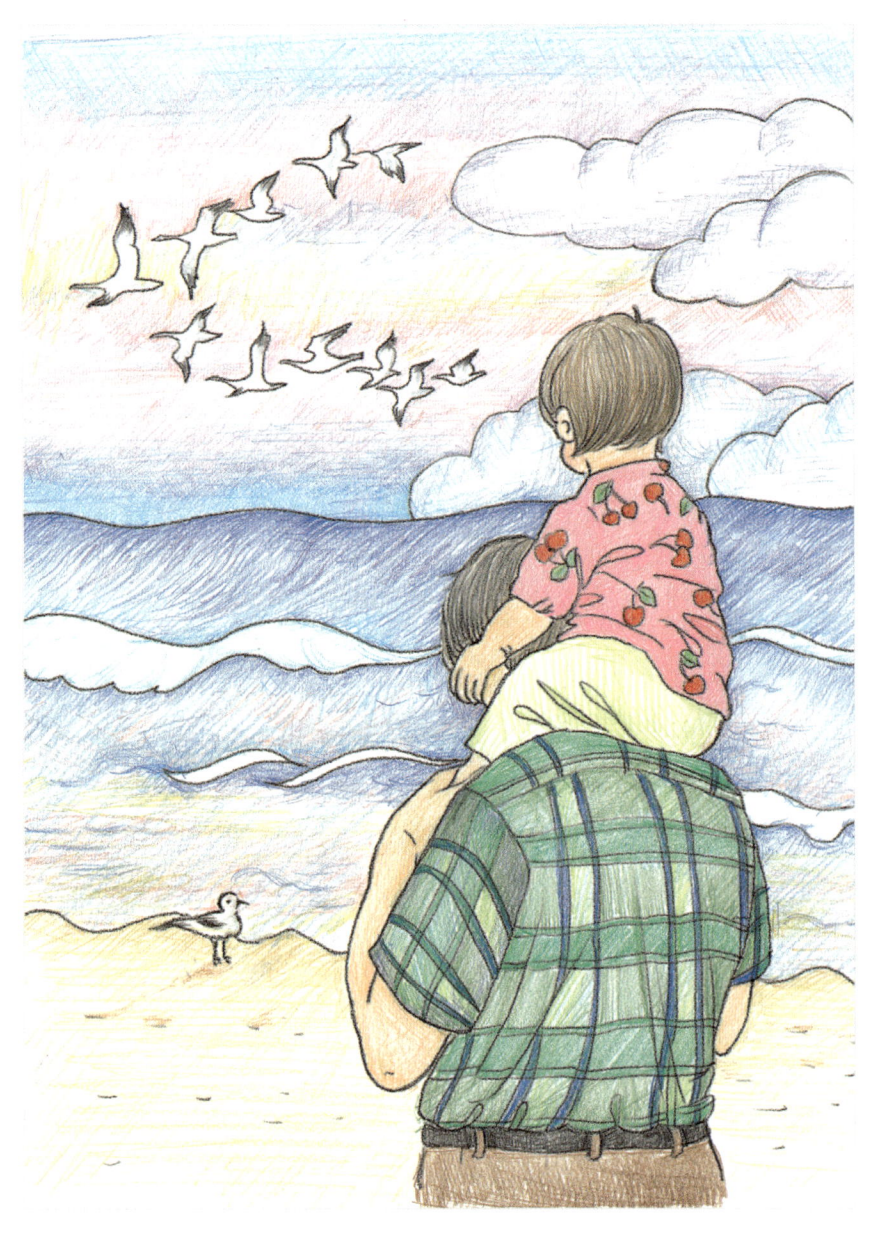

아빠와 무등

아빠 무등타고 보는 세상, 신난다 신나

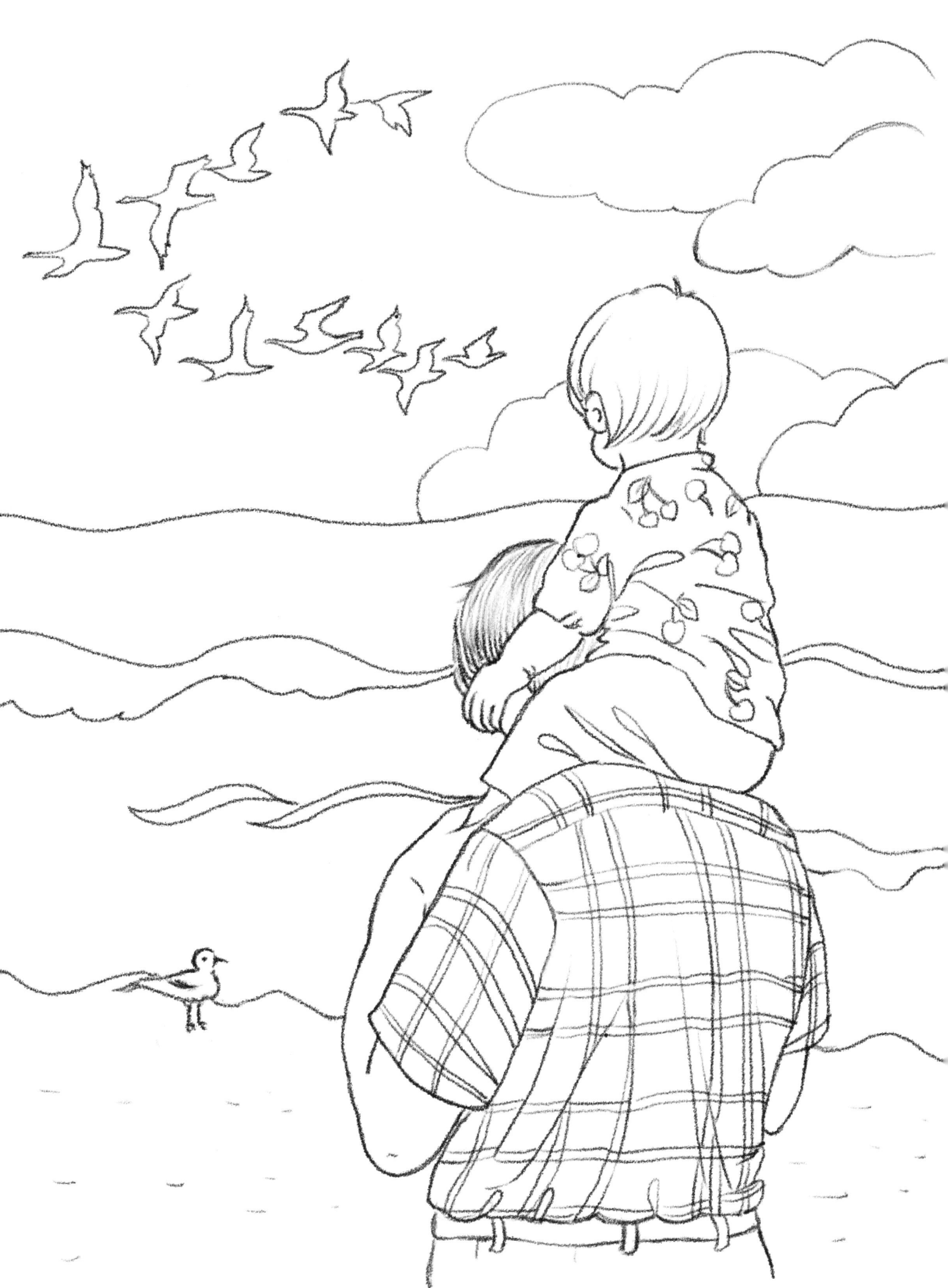

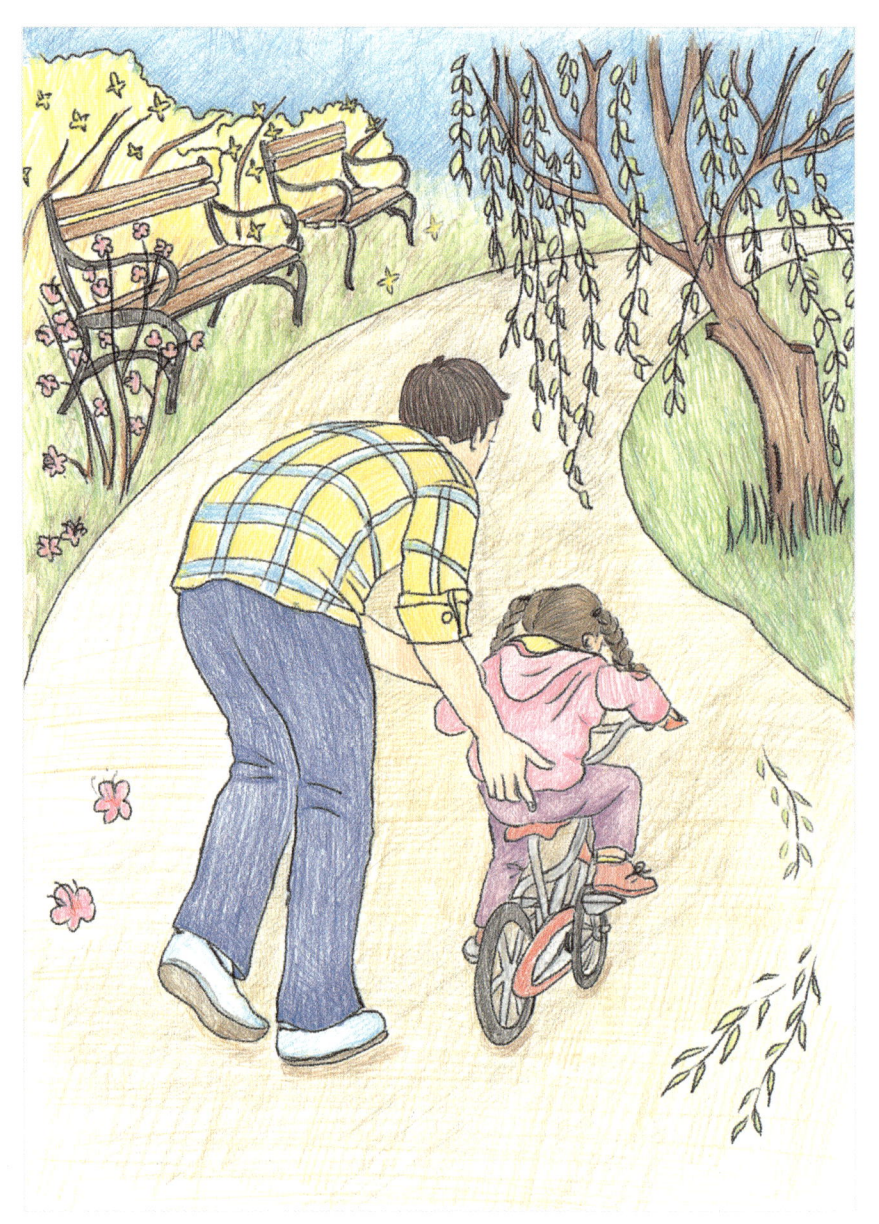

아빠와 자전거

아빠, 손 놓으면 안돼

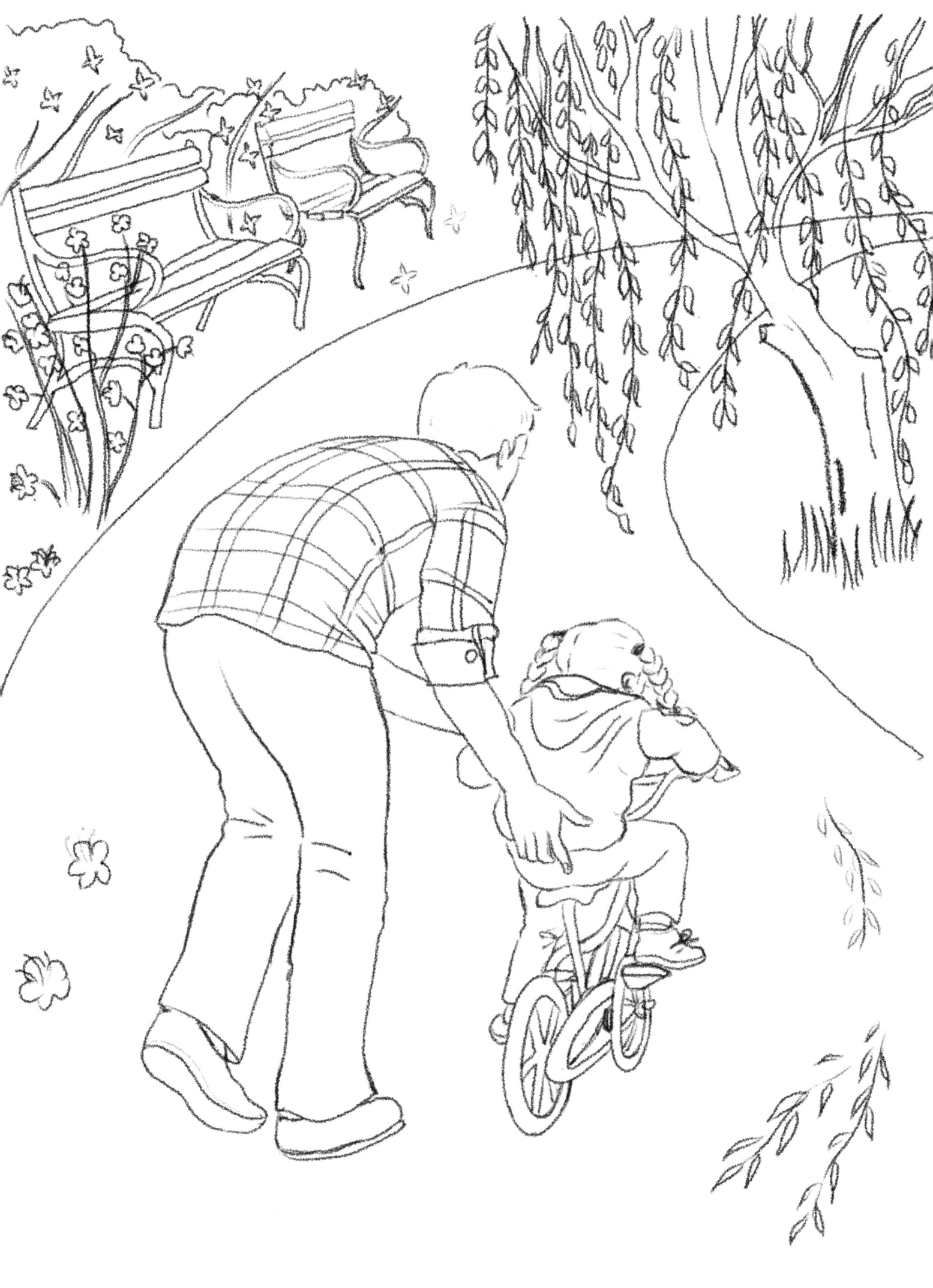

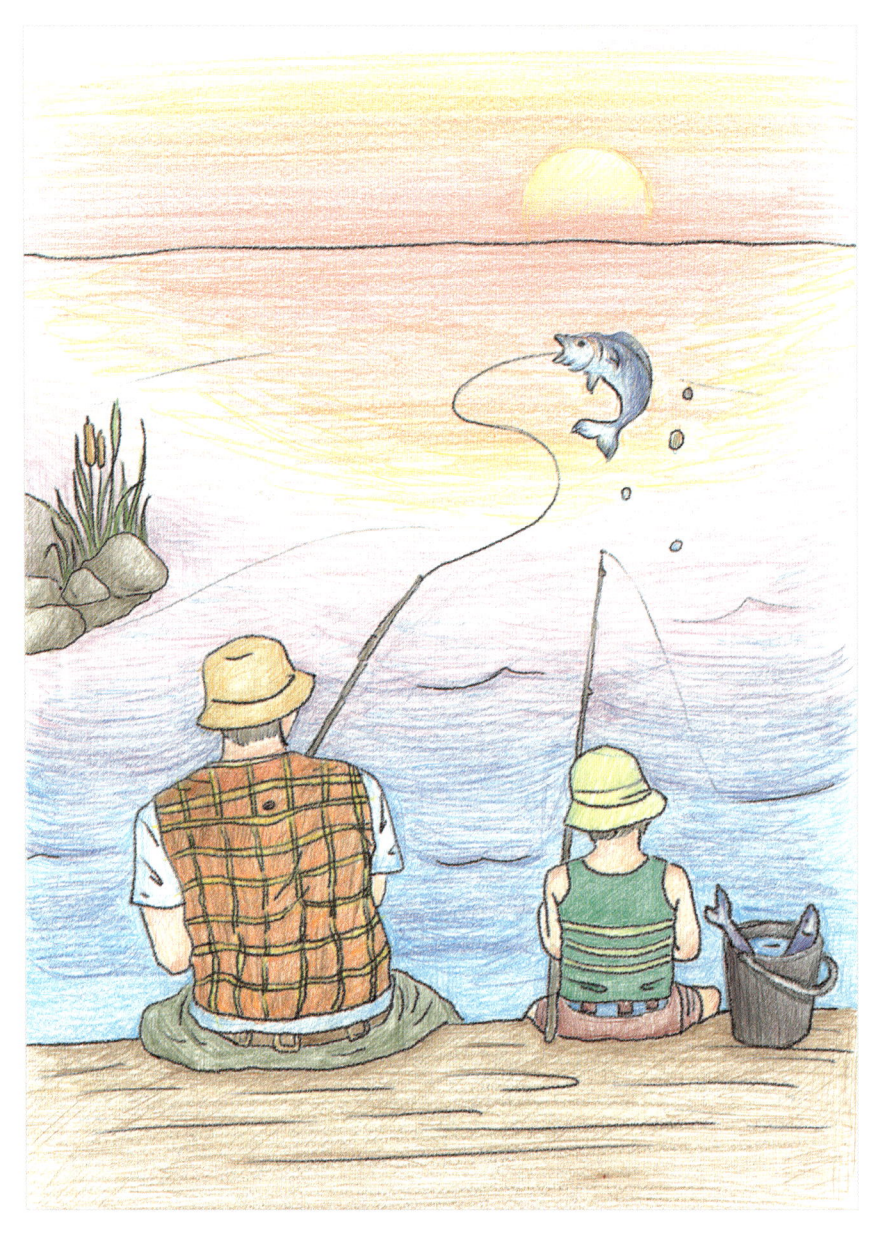

아빠와 낚시

물고기가 왜 아빠 쪽에만 가?

속상해

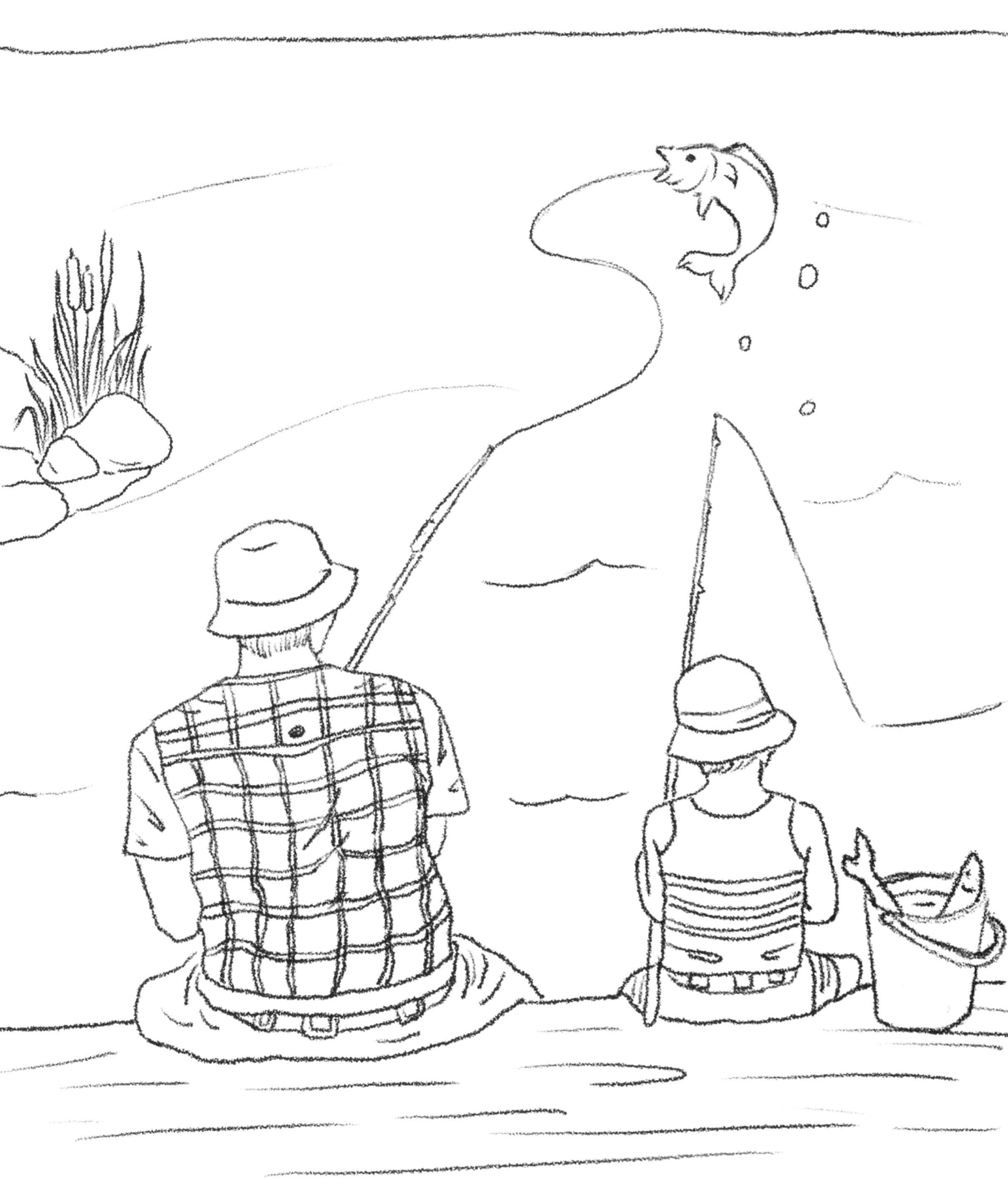

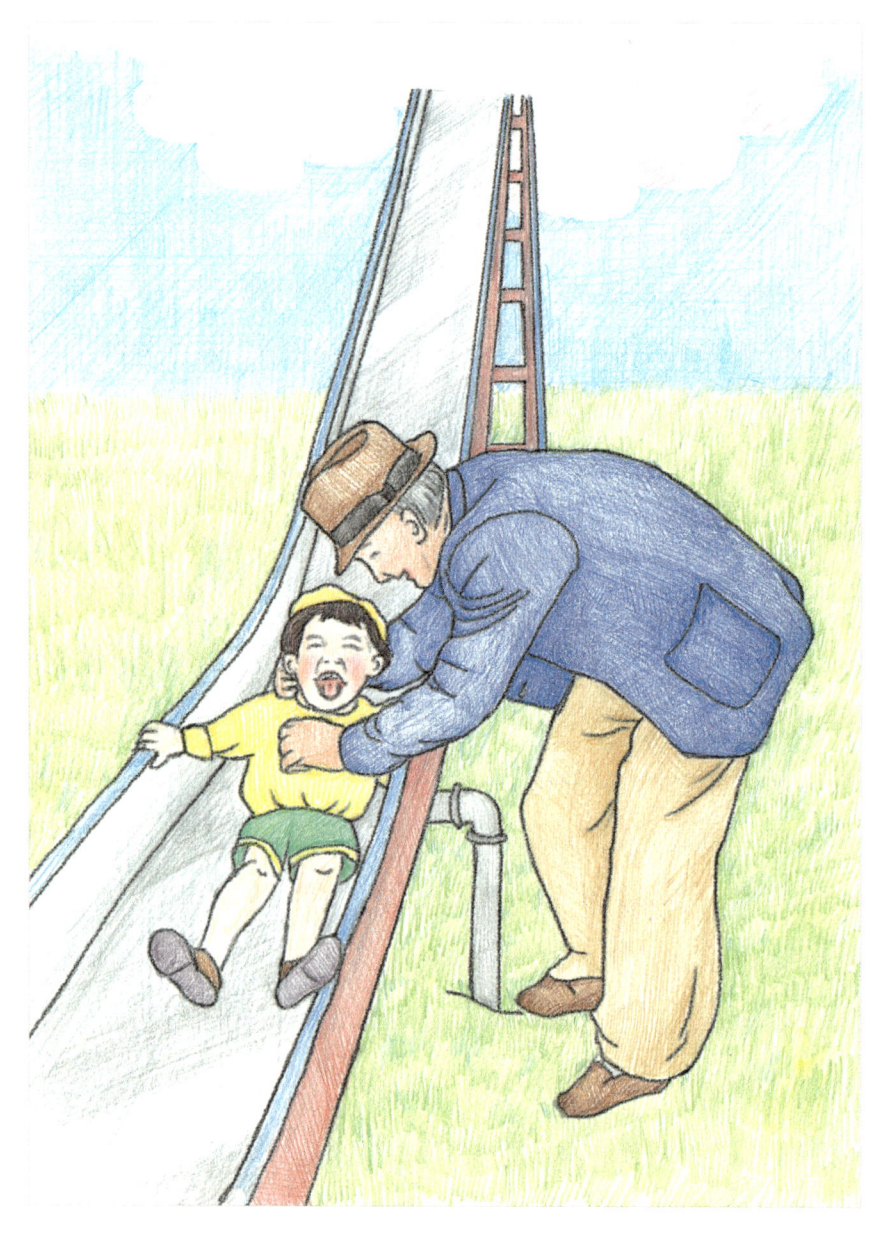

미끄럼틀

내려갈게, 꼭 잡아줘요

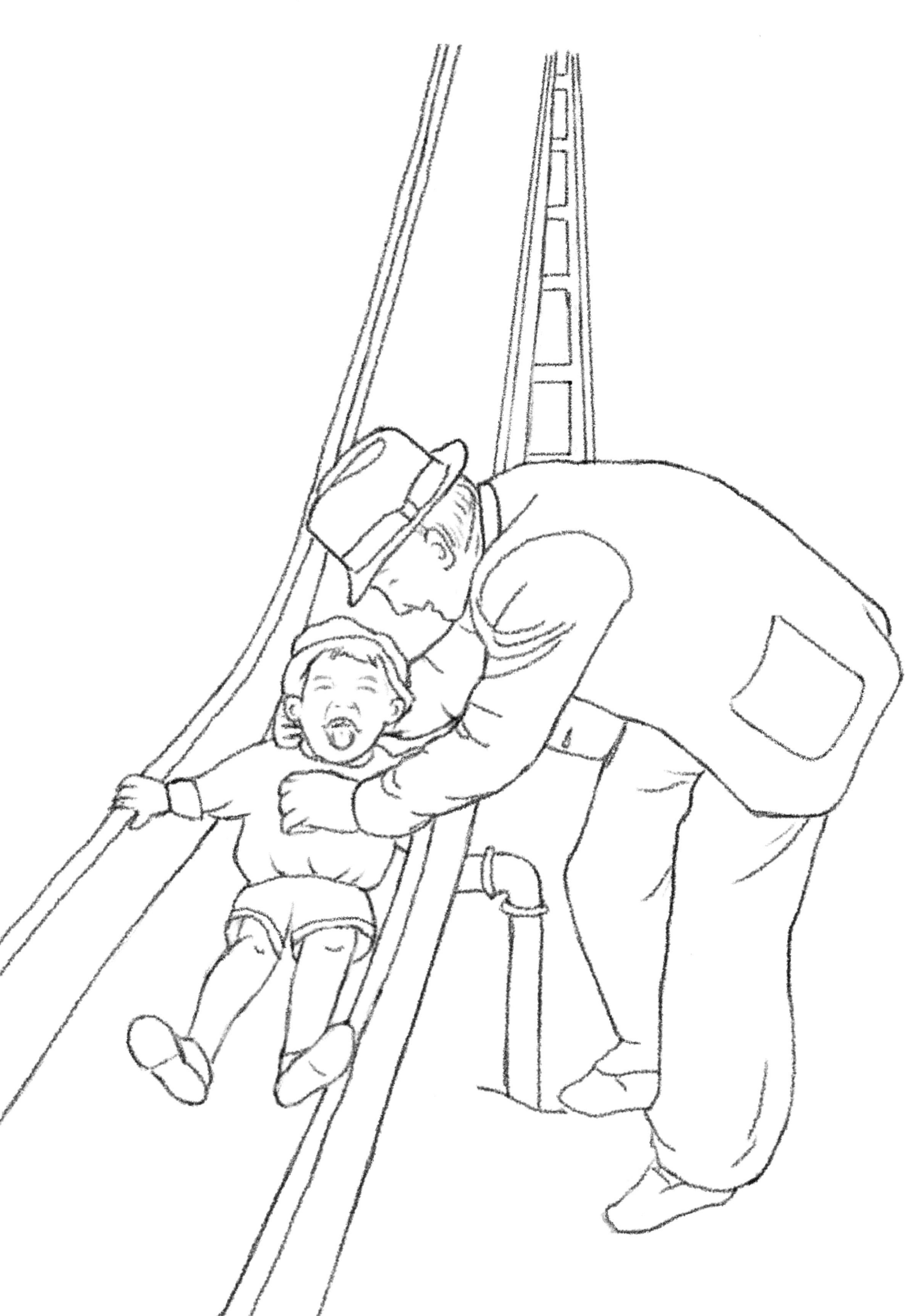

함께 이야기 나누고
글을 써 보아요

1. 비오는 날 신나게 했던 놀이나 추억이 있나요?

2..수박씨 뱉기 놀이 하면서 재미있었던 추억이 있나요?

3. 굴렁쇠를 굴려 본 적이 있나요?

4. 철봉에 거꾸로 매달려 본 적이 있나요?
그때 어떤 느낌이었나요?

5. 닭싸움을 해 본 적이 있나요?

6. 무엇으로 썰매를 만들어 타고 놀았나요?

7. 꼬리잡기 하면서 재미있었던 추억은 무엇이 있을까요?

8. 말뚝박기하면서 재미있었던 추억은 무엇이 있을까요?

9. 야구를 직접 하는 걸 좋아했나요?
   아니면 야구경기를 보는 걸 좋아했나요?

___

10. 어릴 적 축구를 하신 적이 있나요?

___

11. 어릴 적 꿈은 무엇이었나요?

12. 어릴 적 아버지 무등을 탄 경험이 있나요?

13. 어릴 적 자전거를 가르쳐 준 사람은 누구인가요?

14. 아버지와 낚시를 함께 간 경험이 있나요?

15. 어릴 적 놀이기구를 탄 적이 있나요?

아빠의 행복한 취미생활을 바라는 딸의 마음으로
어르신 눈높이에 맞는 〈딸이 찾아주는 아빠의 그림책〉을
만들었습니다.
〈딸이 찾아주는 아빠의 그림책〉과 함께 하면 잊고 있던
기억들이 손끝에서 살아나고 아련한 추억들로 마음이
따스해집니다.
어른 색칠 공부를 통해 행복한 뇌로 바뀌는 기적을
경험해 보세요.
색칠하며 떠오르는 감상을 글로 적어 나만의 인생그림에세이를
만들어 보실래요?
수브레인은 여러분의 추억 이야기를 기다리고 있습니다.

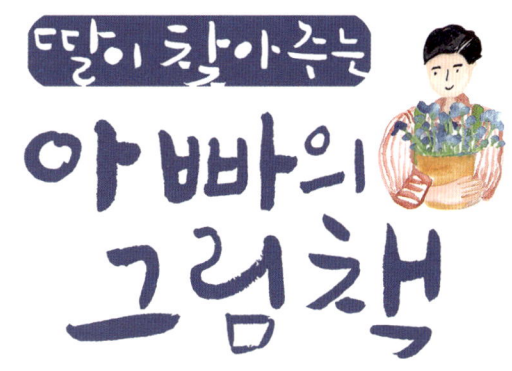

이런 분들께 추천합니다.

✤ 치매예방과 뇌건강을 생각하는 시니어

✤ 남녀노소 나이불문 행복한 마음으로 지내고 싶은 사람들

✤ 마음챙김 취미가 필요한 사람들

✤ 부모님께 좋은 취미생활을 선물하고 싶은 자녀들

✤ 자녀와 소통하고 싶은 부모님

✤ 레트로 감성을 느끼고 싶은 세대

✤ 나의 인생그림에세이를 갖고 싶은 사람들

✤ 치매예방 어르신 프로그램을 진행하고 싶은 기관

#수브레인 #딸이찾아주는아빠의그림책 #아빠의청춘 #인생그림에세이

#부모님선물 #어른색칠공부 #치매예방 #뇌건강

딸이 찾아주는
엄마의 그림책 시리즈

SOOBRAIN

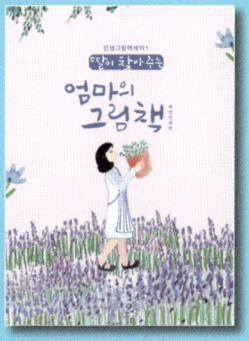
인생그림에세이1
화양연화 편
값 13,000원

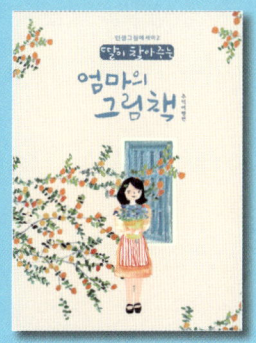
인생그림에세이2
추억여행 편
값 14,000원

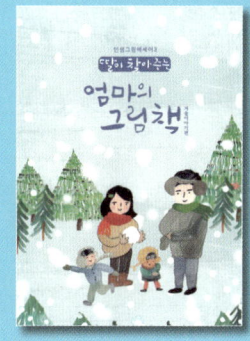
인생그림에세이3
겨울이야기 편
값 15,000원

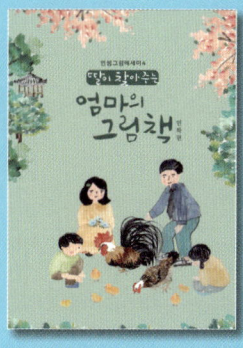
인생그림에세이4
민화 편
값 15,000원

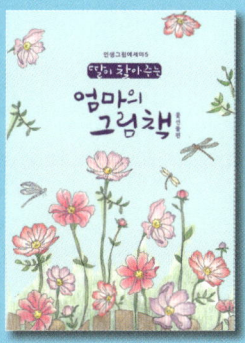
인생그림에세이5
꽃선물 편
값 16,800원

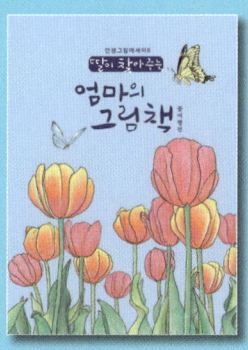
인생그림에세이6
꽃여행 편
값 15,000원

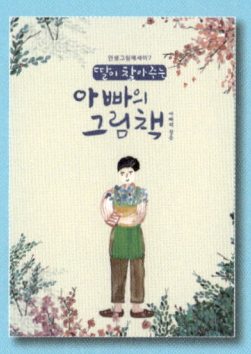
인생그림에세이7
아빠의 청춘
값 11,000원

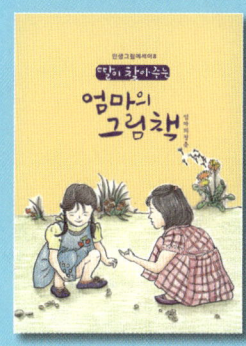
인생그림에세이8
엄마의 청춘
값 11,000원

수브레인
스마트스토어
QR코드

인생그림에세이 7
딸이 찾아주는 아빠의 그림책-아빠의 청춘

초 판 1쇄	2024년 3월

지은이	유지윤
기획	유지윤, 박미애
그린이	성주연
채색	성주연
편집	유나의숲

펴낸곳	수브레인
이메일	jyrhyoo@soobrain.co.kr
블로그	blog.naver.com/jyrhyoo
인스타	soobraincoloringbook
유튜브	수브레인TV
스토어	soobraincoloringbook
강의문의	0507-1357-8487
ISBN	979-11-986317-1-8 13650

ⓒ 수브레인, 2024, Printed by Korea

이 책은 저작권법에 따라 보호받는 저작물이므로 무단전재와 무단복제를 금합니다.
파본이나 잘못 만들어진 책은 이메일로 연락주시면 바꾸어 드립니다.